武当灵方济世救民，仲景良根辛潜心，挖掘萃粹永问岂繁，法永存

贺尚仰宪名医试当灵方济世出版

中国共产党好
社会主义好
伟大祖国好

病员八十六岁会蒋萃金根
二〇二三年十一月十六日

弘扬道家医学，使永恒惠泽济世

罗钧

中国印刷集团公司总经理

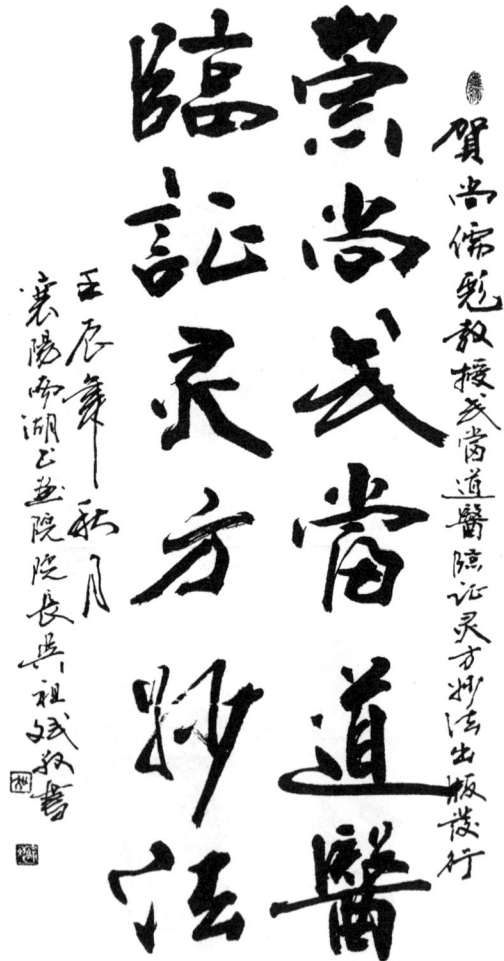

祝尚儒彩先生

「佛光普照道德院濟世美古
妙法」出版乙書

松年九十五

倩心如佛
醫術勝仙

祝尚儒院同志武當道醫臨證靈方妙法發行
壬辰年孟冬襄陽寒山人書賀

武当道医临证灵方妙法
系列丛书

武当道医
外科临证灵方妙法

尚儒彪 / 编著

山西出版传媒集团
山西科学技术出版社

《武当道医临证灵方妙法系列丛书》
编委会

主　任：李光富

副主任：李光辉　卢家亮　徐增林　范学锋　吕允娇

内容简介

本书是一本武当道教医药治疗外科病专著,全书共两篇。第一篇介绍了武当道教医药外科专业的基本知识。第二篇介绍了临床常见的外科病69个,书中大部分病种使用现代医学病名,采用武当道教医药的传统辨证施治方法治疗。在各章、节均吸取了不少现代医学中的先进经验和先进技术。大部分病证有"辨证要点、鉴别诊断",这些为临床医生能准确地诊断,对证用药是大有益处。

书中首次向世人介绍了笔者家传秘方和师授秘方数个,还介绍了笔者对深部蜂窝组织炎、骨髓炎、痔疮、肛瘘采用的武当秘制药线的挂线疗法。还真实地介绍了笔者自创的直肠前突、直肠全层脱垂地点状结扎治疗方法,钩提法治疗肛裂等,供读者选用。

全书讲究临床实用,适合临床医生、医学院校学生、中医爱好者学习、参考使用。

序 言

我虽然没有专门研究过武当山道教医药,但长期在武当山地区生活工作,长期阅读道教史志及《正统道藏》,长期接触道教界人士,耳濡目染,能感受到道教与中医学的密切联系,对民间流传的"医道同源""十道九医"等习惯说法也有几分体悟和认知。

道教与其他宗教相比,其教义思想的最大特色是"贵生"。生,是指生命存在和延续,"贵生",即珍惜生命、善待生命之意。"贵生"的教义主要反映在三个层面:一是对自己;二是对他人;三是对其他有生命的物体。从这三个层面都可以看出"医道同源"的轨迹。

对自己,道教追求修道成仙、长生久视,所以特别重视"生"。《道德经》说:"深根固柢,长生久视之道。"《太平经》说,天地之间,"寿最为善",生命长久存在本身就意味着是最高的善。与生命存在相比,富贵功名都算不得什么。《抱朴子》说:"'天地之大德曰生。'生好物者也,是以道家之所至秘而重者,莫过于长生之方也。"《抱朴子》说:"百病不愈,安得长生?""古之初为道者,莫不兼修医术"。道教修道成仙的信仰和理论促使其信奉者孜孜不倦地追求长生不老之药，并伴随"内以养己"的炁功，通过导引、辟谷、清心寡欲以达到祛病延年、强健体魄的目的。历代道士在修炼过程中积累了大量有关医药卫生、祛病延年、保健强身的知识与方术，它包括服饵外用、内丹导引等方法。医学治病要研究人的身体，道教养生也要研究人的身体，所以我们在道教《黄庭内景经》中可以看到《黄帝内经》的影响。南朝道医陶弘景《养性延命录》高举"我命在我不在天"的道教生命哲学大旗，强调修道之人如果平时能加强身心修养，注重合理饮食和房中卫生，善于调理，就能保持身心健康，防止疾病萌生。该书强调的"生道合一"的宗旨是"医道同源"的典型案例。

对他人，道教宣扬重人贵生，济世度人，所以特别重视"生"。《太平经》说：天地之性，万千事物中"人命最重"。《三天内解经》说："真道好生而恶杀。长生者，道也。死坏者，非道也。死王乃不如生鼠。故圣人教化，使民慈心于众生，生可贵也"。在被道教奉为万法之宗、群经之首的《度人经》中，开卷即宣扬"仙道贵生，无量度人"的教义。道教有以医传道的传统，如东汉张陵创"五斗米道"是从为百姓治疗疫病开始的，张角的"太平道"也是通过为民治病吸引了信众。道教认为修炼成仙必须做到功行双全，道士们将各种修炼养生的法门统称为"功"，并认为在练功的同时还必须行善积德，济世度人，即所谓"行"，只有做到"功行圆满"，才能得道成仙。而行医施药是济世度人的一大功德，这无疑也会促使教门中人自觉研习医术，通过治病救人来行善立功德。

对其他有生命的物体，道教宣扬齐同慈爱，万物遂生，所以特别重视"生"。

道教尊重生命、宝贵生命的思想并不仅仅是针对人的，天地日月、草木鸟兽等万物的生命都是宝贵的，都需要人们怜悯善待，不可随意伤害。武当道教敬奉的主神——玄天上帝是主宰天一之神，是水神。《敕建大岳太和山志》说："其精气所变曰雨露、曰江河湖海；应感变化，物之能飞能声者，皆天一之所化也"；"玄帝有润泽发生、至柔上善、涤秽荡气、平静之德，上极重霄，下及飞潜，动植莫不资焉。"因此，武当道教的玄帝信仰也充分体现了"贵生"的教义精神。古代道医不仅为人治病，遇到动物有病也会积极施救，民间传说道医孙思邈为小蛇治伤的故事就反映道教齐同慈爱的"贵生"教义。

民间"十道九医"之说，也不是空穴来风。翻阅道教史志就会发现，历代道士中兼通医术者不在少数。以武当山为例，宋代以来山志对通医术为民治病的道士多有记载。元代《武当福地总真集》云：田蓑衣"人有疾厄叩之者，摘衣草吹气与之，服者即愈。"孙寂然"以符水禳祷为民除疾，众皆归之,数年之间,殿宇悉备。高宗诏赴阙庭,以符水称旨,敕度道士十人。"邓真官"远迩疾患,皆奔趋之。"鲁洞云"年八十余,以道著远,点墨片纸,可疗民疾"。叶云莱"至元乙酉,应诏赴阙,止风息霆,祷雨却疾,悉皆称旨。"明代《大岳太和山志》云:王一中(?-1416年)"符水济人,御灾捍患,事多灵验。"张道贤"奉命采药于名山大川"。雷普明"御马监马大疫,檄普明治之,遂息"。《续修大岳太和山志》卷四《仙真》云:黄清一(?-1900年)"识药性,苦修炼。昼则入山采药,和丸济世"。黄承元(1785-1876年)"性慈祥,甘淡泊。日以采药济世为事",治愈病人甚多。该志卷一记载:"紫霄宫杨来旺知医,纂有《妙囊心法》;周府庵郑信学、蒲高衡、饶崇印知医;紫阳庵王太玉知外科;自在庵高明达外科。"20世纪90年代初,我在搜集武当山道教历史资料时,听说清末民初武当山坤道胡合贞知医术、识药性,曾为武当山周围许多民众治愈过疾病;20世纪70年代,我曾见过冲虚庵赵元量道长为民推拿疗伤,不取分文,颇受民众尊敬。所以我和王光德会长合著《武当道教史略》时,专门为胡合贞、赵元量道长立传,以表彰他们悬壶济世之功。

尚儒彪先生,道名信德,是武当道教龙门派第25代俗家弟子。20世纪70年代初,因开展"一把草运动"进入武当山采挖中草药,认识了在庙道医朱诚德,遂拜其为师,学习道教医药。经过长期的临床实践，他总结整理出武当山道教医药的"四个一"疗法，即"一炉丹、一双手、一根针、一把草"，并发表多篇文章介绍武当道教医药。尚医生退休前为湖北省丹江口市第一医院主任医师，2002年被十堰市卫生局评为"十堰十大名中医"之一。他曾参与编写《中国武当中草药志》，著有《伤科方术秘笈》《古传回春延命术》《中国武当医药秘方》《武当道教医药》等医书。

《武当道医临证灵方妙法系列丛书》是尚儒彪先生总结研究武当道教医药的最新成果，该丛书由内科、儿科、妇科、男科、伤科、外科、方药7个部分组成。作者长期从事中医药工作，除本人家传及师授秘方外，还注意搜集、整理武当山历代道医治疗各种疾病的灵方妙法，并将其应用于临床实践，积累了大量的成功经验。古人云："施药不如施方。"现在，作者将自己长期收集的灵方妙法全部公开地介绍给读者，由读者斟酌选用，这种做法完全符合道教重人贵生、济世度人的教义，故乐为之序。

湖北省武当文化研究会会长　杨立志

自　序

壬辰孟春，当我校完新作《武当道医临证灵方妙法系列丛书》，真有新产妇视婴之感。产妇只需十月怀胎，吾作此书，积累资料数十载，辛苦撰写近十年。虽经精雕细琢，修改数遍，书中仍有不尽如人意处，但慈母看娇儿，虽丑亦舒坦。

余幼承家技，自幼受百草香气熏染，从记事起，常见将死者复活，危重者转安，常与家人共享患者康复之快乐，亦常为不治者而心酸，遂立志：长大学医，为人解苦救难。1961年我拜名医齐正本为师学习中医外伤科，1963年参加工作进入医院，曾拜数位名医为师，有湖北当阳县的朱家楷，宜昌许三友，襄阳铁路医院的邓鸿儒，襄阳中医院的陈东阳和马玉田。参加工作后，我坚持在工作第一线，数年没有休过节假日，工作没有黑夜与白天，玩命地工作，换来的是历届领导信任，患者喜欢。组织上曾派我到湖北洪湖中医院学习治类风湿，赴山西省稷山县杨文水处学习治疗骨髓炎，在襄阳铁路医院学习治疗白癜风，去北京参加"全国中草药，新医疗法交流会"，使我增长了见识，大开了眼界。1971年至

1973年曾进修于武汉体育学院附属医院，成都体育学院附属医院，拜郑怀贤教授为师，学习骨伤科。1980年进修于辽宁中医学院附属医院，拜王乐善、田淑琴为师，学习中医外科、皮肤科共1年。20世纪80年代初，我考入湖北中医学院中医系，经4年系统学习，以优异的成绩完成学业。

20世纪70年代初，因当时开展"一根针、一把草运动"，我多次进入武当山采挖中草药，与在庙道医朱诚德结缘，遂拜朱诚德为师，学习武当道教医药，这一拜，学习便是40年。谁知我越学越觉得自己所知甚少，临床穷技乏术常遇到疑难，得天时、地利之优势，有困难即向恩师朱诚德求教，无数次地进入武当山，他每次总能为我释疑解惑，用朴素的语言和形象的比喻，能使我通晓医书之理，并语重心长地告诉我，在行医的道路上要不断地学习，学医没有终点站。

遵师训，我发奋攻读医书，虽未悬梁刺股，但也是手不释卷，读《内经》忘了寒暑，背药性午夜不眠。深山采药，常拜师于道友，问方于民间，辄尝尽人间辛劳与苦甜，我曾数次尝毒，几经风险，初衷不改，苦而无怨。经数十年努力，现在我稍有所学，也有了一些临床工作经验。饮水思源，朱诚德恩师无私地传授我道医真学。我第二任恩师李光富为我的工作亦给了很多方便。在他的安排下，我拜读到《正统道藏》，并安排数位道友协助我采挖中草药标本，收集医药文献，为我撰写此书作出了很大贡献。受武当之恩惠比山还重，弘扬武当道教医药，义不容辞，我应勇挑重担，可用什么形式传承，吾甚是为难。武当道教医药文化深厚，源远流长，发掘之、提高之，确为重要。但泥古不化，无以进步，执今斥古，难以继承，以中拒外，有碍发展，化中为洋，有失根本。细思之，详考之，本着博众家之长，理当世精英，与道教医药融会贯通，讲究临床实用，为人类健康做一份贡献之初衷，我不顾年老多病，十年来上午接诊病人，下午至午夜书写书稿，从未间断。虽然因用眼过度视力不断减退，书写时间太长，累得我颈僵背痛，手困腕酸。只觉得昼夜苦短，甚感艰辛，方信"文章千古事，甘苦寸心知"不是谬言。现书已完稿，我心中欢喜，不能忘我恩师朱诚德毫不保留地传授道教医术，亦不能忘武当山的道友，时常与我朝夕相伴，不能忘那些帮助过我，为我提供过资料，为我讲述过武当道教医药人物或传奇故事的均州城里数位知情老人，在此我再次谢过！

我还应感谢丹江口市的很多领导，对我研究武当道教医药给予的大力支持，感谢丹江口市第一医院诸位领导，在我工作期间，为我研究武当道教医药营造了宽松的环境，并给予充分时间，更要感谢山西科学技术出版的领导和郝志岗编辑的大力支持,才使此书能顺利地与读者见面。书中不足,是作者水平有限,敬请谅解,并请提宝贵意见。

尚儒彪

前　言

　　武当道教医药的外科病和西医外科病，有些区别。其不同点是它的病种的广泛性，它包括了疖、疔、痈、疽、皮肤病、五官病、肛门病等，凡是肉眼能看到的毛病，都属外科病，甚至有些肉眼看不到的肺痈、肝痈、肠痈亦统归于外科范围。外科医在历史上最早见于《周礼》一书。其中载有"疡医掌肿疡、溃疡、金疡、折疡之祝药，……凡疗疡，以五毒攻之，以五药疗之，以五气养之，以五味节之。"后世医家郑玄所注曰："以五毒攻之谓，今医人有五毒之药，合黄螫，置石胆、黄丹、雄黄、矾石、磁石其中，烧三日夜，其烟上着，以鸡羽扫取以疗疡。"据郑玄所注，完全与武当道教医药"炼丹法"基本相同。武当道教医药"炼丹"历史非常早。据元代《武当山志》在"隐仙岩"条记载："古神仙尹喜、尹轨所居。历代神仙炼大丹于此，丹室炉灶存焉。"在"炼丹池、自然庵"条记有："马明生故址，陈希夷次居此处。""明生所炼太阳神丹，炉灰尚存，非铁非石。"时至今日，武当山五龙宫西50步，仍然可以寻觅到炼丹池、自然庵踪迹。尹喜、尹轨均为周代武当山道人，马明生是汉代武当道人,从他们在武当山炼丹的时间来看,与《周礼》所载"疡医……以五毒攻之",治疗疡疾的时间是非常接近。因此,武当道教医药亦是世界上最早将"丹药"用于临床的地方。"丹药"是一种化工药品,武当道教医药能早在3000年前就能制作化工药品,并能使用于临床,为世界医药界所做出的这一伟大贡献,是值得我们高兴和自豪的。

武当山自古山高林密,地处偏僻,交通十分不便,武当山方圆数百里均属医疗条件很差的地区。因此,武当山中的修道之人和武当山地区的山民,生病长疮后只能就地医治,特别是外科疾病,患者痛苦难熬,医者目不忍睹。在这种艰苦条件下,许多发奋要精通医术的道医,无不先从治疗外科疾病着手,所以武当道医行档中有"精眼科,通外科,拖拖拉拉到内科"之说。可见武当道教医药的学习过程,是由外到内、由浅到深的方式开始的。在外科疾病的治疗过程中,经历代道医们勤奋学习,不断研究,大量临床验证,整理出一套较为完整的外科疾病诊疗体系,包括病因病机、诊断方法、辨证施治、外治方技。

此书从临床实用出发,本着继承传统而不泥古法,接受新知而不失根本的原则编写。书中全部采用现代医学病名,并引用了很多现代医学技术,对一些危重病例或单纯用武当道教医药传统疗法,治疗效果不可靠者,预后结果不佳的病种,书中都特别强调应请西医抢救,或用西医方法配合治疗。这充分体现了武当道教医药能实事求是地认识到自己的不足之处,在临床中既要保证医疗效果,也要保证医疗安全,对病人和对自己都应有高度的责任心。能博采众家之长,不断吸收现代医药精华,以弥补自己的不足,不断提高自己的诊疗水平,这是武当道教医药自古对道医们的要求,也应该是每个医务工作者应有的品德。

乳房部的外科病和男女生殖系统的外科病,因在本系列丛书中的"男科"和"妇科"两书中分别都有介绍,故此书中未赘述。

书中所介绍的一些秘方,如"真武益骨丹""三仙丹""独一丹""武当秘制药线疗法""颈淋巴结核秘方",均是笔者首次无私地向世公开的家传秘方和师授秘方。这些方药自己在临床使用40多年,对其各治病症均能取得理想效果,至今自己尚未发现能与这些方药治疗效果相似的替代方药。并且认为这些方药在临床仍有无限地开发前景,希望后来者能在此基础上再有新的发现。

当今社会,国泰民安,生活安祥,文化昌明,科技发达,笔者晚年能赶上如此大好时光,为感谢社会如此优待,不惜年老眼花、颈痛腕酸之苦,查经引典,翻阅医案,抄正笔记,编著此书。因本人水平有限,书中不足处在所难免,请同道高人,批评指正!

尚儒彪

目 录
contents

第一篇 总论

第一章 外科基础知识 ………………………………… 3
  第一节 外科的范围 ………………………………… 3
  第二节 外科疾病的命名 …………………………… 3
  第三节 外科疾病的病因 …………………………… 4
  第四节 外科疾病的诊断 …………………………… 5
  第五节 外科疾病的预后 …………………………… 11
  第六节 武当道教医药外科部分秘方 ……………… 12

第二章 外科病的治法 …………………………………… 15
  第一节 外科病的内治法 …………………………… 15
  第二节 外科病常用的辨证治法 …………………… 17
  第三节 外科病的外治法 …………………………… 27
  第四节 外科病的其他治法 ………………………… 34

第二篇 临床各论

第一章 疮疡病 …………………………………………… 41
  第一节 疖病证治 …………………………………… 41
  第二节 疔疮病证治 ………………………………… 46
  第三节 痈疮证治 …………………………………… 59
  第四节 急性蜂窝组织炎证治 ……………………… 63
  第五节 疽病证治 …………………………………… 67

第六节	环跳疽证治	71
第七节	骨关节结核证治	76
第八节	疽毒内陷证治	81
第九节	淋巴结核证治	87
第十节	化脓性腮腺炎证治	92
第十一节	网状淋巴管炎证治	96
第十二节	脐窝炎证治	99
第十三节	手足部化脓性感染证治	102
第十四节	气瘿证治	105
第十五节	甲状腺瘤证治	109
第十六节	甲状腺癌证治	112
第十七节	桥本氏病证治	115
第十八节	血栓性浅静脉炎证治	119
第十九节	深静脉血栓形成证治	122
第二十节	血栓闭塞性脉管炎证治	127

第二章 皮肤病 … 133

第一节	银屑病证治	133
第二节	湿疹证治	136
第三节	神经性皮炎证治	139
第四节	荨麻疹证治	142
第五节	癣菌病证治	144
第六节	痤疮证治	147
第七节	红斑性痤疮证治	149
第八节	白癜风证治	150
第九节	肝斑证治	151

第十节　疣病证治 …………………………………… 152

第十一节　单纯疱疹证治 …………………………… 157

第十二节　传染性红斑证治 ………………………… 158

第十三节　水痘证治 ………………………………… 159

第十四节　牛痘样湿疹证治 ………………………… 161

第十五节　多形性红斑证治 ………………………… 162

第十六节　结节性红斑证治 ………………………… 164

第十七节　环形红斑证治 …………………………… 165

第十八节　玫瑰糠疹证治 …………………………… 166

第十九节　扁平苔藓证治 …………………………… 168

第二十节　带状疱疹证治 …………………………… 170

第三章　肛肠病 …………………………………… 174

第一节　内痔证治 …………………………………… 174

第二节　外痔证治 …………………………………… 184

第三节　混合痔证治 ………………………………… 189

第四节　肛窦炎证治 ………………………………… 192

第五节　肛门直肠周围脓肿证治 …………………… 196

第六节　肛瘘证治 …………………………………… 202

第七节　肛裂证治 …………………………………… 209

第八节　直肠脱垂证治 ……………………………… 215

第九节　肛门乳头瘤证治 …………………………… 222

第十节　直肠息肉证治 ……………………………… 227

第十一节　直肠前突综合征证治 …………………… 231

第十二节　肛管直肠癌证治 ………………………… 240

第十三节　肛门湿疹证治 …………………………… 245

第十四节　肛门瘙痒症证治 …………………………… 250

第四章　眼、耳、鼻、喉、口腔病 ………………………… 255

第一节　红眼病证治 …………………………………… 255

第二节　睑缘炎证治 …………………………………… 258

第三节　青光眼证治 …………………………………… 260

第四节　外耳道疖肿证治 ……………………………… 262

第五节　化脓性中耳炎证治 …………………………… 263

第六节　耳源性眩晕证治 ……………………………… 264

第七节　鼻疖证治 ……………………………………… 266

第八节　鼻出血证治 …………………………………… 266

第九节　咽炎证治 ……………………………………… 268

第十节　扁桃腺炎证治 ………………………………… 270

第十一节　牙体疾病证治 ……………………………… 272

第十二节　牙周病证治 ………………………………… 272

第十三节　单纯性牙周炎证治 ………………………… 274

第十四节　牙周变性证治 ……………………………… 274

第十五节　口腔化脓性炎症证治 ……………………… 275

第一篇 总论

第一章 外科基础知识

第一节 外科的范围

武当道教医药外科的范围，大多是外有形状可见的病症，如痈、疽、疖、疔、丹毒、瘰疬、气瘿、甲状腺瘤、浅深静脉炎、皮肤病、肛门病、五官病等，但也包括某些内脏病（如肺痈、胃痈、肠痈）及某些流行时疫（如发颐、时毒等证）。

外科疾病一般可分为两大类，即痈疽和杂症。痈疽是武当道教医药外科的基本部分。这不仅是因为痈疽是两种最常见而重要的疾病，而且广义地说，它还包括了所有的肿疡和溃疡。理解这一点，将有助于学习武当道教医药外科的辨证和在临床时指导治疗。一般来说，凡是表现为红肿高大、焮热疼痛、未成脓易消散、已成脓者易溃破、溃后易敛、脓液稠黏的都属于痈，治以清凉消散为主，凡表现为漫肿平塌、不热少痛、未成脓难消散、已成脓难溃破、破后难敛、脓水清稀的都属于疽，治以温经通络为主。

第二节 外科疾病的命名

武当道教医药外科疾病的命名，多以疮的形状、部位、颜色、病因、穴位为依据。例如：

1.以病的形状命名的,如乳岩、蛇头疔、红丝疔等。

2.以病的部位命名的,如脑疽、发背、囊痈、肠痈、唇疔、指疔等。

3.以病的色泽命名的,如丹毒、白癜风等。

4.以经络穴位命名的,如人中疔、委中毒等。

5.以病的大小命名的,如疖、痈等。

6.以病的特征命名的,如疔疮、流注等。

总之,外科病名虽多,临证时主要还是要辨证施治不为病名所束缚,则不致误入一病一方的歧途。

第三节　外科疾病的病因

外科疾病的发病原因,和内科一样,分为内因、外因、不内外因三种。凡感受风、寒、暑、湿、燥、火六淫而发病的,属于外因;因喜、怒、忧、思、悲、恐、惊七情的影响而致病的,属于内因;由跌仆损伤、饮食房室、虫兽烫火等而成病的,则属不内外因。武当道教医药外科还常以发病部位来推测其发病原因,如发于人身上部(头面、颈项)及皮肤浅表部位的疾患,多因于风(风湿或风热)所引起,因为"风性上行";发于人体中部(胸、腹、腰、背)所引起的疾患,多因于气或火(气郁或火郁),因"气火俱发于中";发于人体下部的(下肢、前后阴)疾患多因于湿(寒湿或湿热)因为"水性下趋"。不过这仅是一般规律,临证时还要斟酌病情,推求原因,不能单纯用发病部位来定病因。就其病因总的来说,其结果仍是像《内经·生气通天论》所说:"荣气不从逆于肉里,乃生痈肿"。可见无论病因如何,其发病机理不外是营卫不和、气血凝滞、经络阻塞所致。

第四节　外科疾病的诊断

外科疾病的诊断和内科一样，也是通过望、闻、问、切才能确定属阴、阳、表、里、寒、热、虚、实的。不过外科的诊断，除要注意病者的全身症状之外，还要特别重视局部的检查。把全身症状和局部症状密切地结合起来，进行辨证，才可能得出正确诊断。现将需要注意辨别的几点分述如下：

一、辨阴阳

阴阳是八纲辨证中的纲领。欲使疮疡的诊断正确，首先必须辨清它的阴阳属性，是阳证，还是阴证，这样才能更好地指导治疗和判断预后。正如《疡医大全》所说："凡诊视痈疽施治，必先审阴阳，乃医道之纲领。阴阳无谬，治焉有差！医道虽繁，可以一言以蔽之，曰阴阳而已"。这说明了诊断疮疡，如能辨清它的阴阳属性，则治疗上就不会发生或少发生原则性的错误。

凡疮起急骤，全身伴有发热恶寒、头痛、口渴、便秘等症状，局部炎症明显，疮形高肿，根脚紧束，皮红痛剧，未成脓的容易消散，已成脓的容易破溃，脓色黄稠无臭，溃后容易收口，肉芽红润而坚实的都属阳证。反之，凡发病缓慢，患者体质瘦弱，全身有潮热盗汗，食少便溏，局部疮形漫肿平塌，根盘散漫不收，表面不红不热，不痛或微痛，或酸痛，或麻痒，未成脓的不易消散，已成脓后不易破溃，已破溃的难于收口，脓水清稀而秽臭，肉芽苍白水肿，这都属于阴证。不过阴阳证的出现，有时并不是很典型的，例如口微渴而喜热饮，漫肿而不甚高，疼痛而不甚，微温而不热，微红而色淡，易溃而难收等等，都是既像阳证又像阴证，所以有时又称之为半阴半阳证。

二、辨肿

肿是疮疡常见的局部体征之一，而肿的缓急集散的形势，又常为衡定病情虚实轻重的标准。人的气血周流不息，如稍有壅滞就会发生肿痛。肿的证型很多，通常有虚肿、实肿、火肿、寒肿、漫肿、风肿、痰肿、气肿、郁肿、瘀肿等十种之别。现分述如下：

1.虚肿：肿势漫散平塌，肉肿疮不肿，属阴证，多发于深部，例如流注、流痰。

2.实肿：肿块高突，疮肿肉不肿，属阳证，多发于浅部，如痈。

3.火肿：肿处皮肤既红又热，属阳证，如丹毒。

4.寒肿：肿势木硬，色白或黯青，属阴证，如附骨疽、流痰。

5.湿肿：皮内有重坠的感觉，按压肿处好像烂棉花一样，如鹤膝风。

6.风肿：肿处比较宣浮，随处发生，游移不定，如游风。

7.痰肿：皮肤不红不热，它的硬度好像馒头一样，如痰核。

8.气肿：皮色正常，不红不热，情绪好的时候肿块就能消散一些，情绪不好特别是发怒的时候，肿块即能增大，例如乳癖。

9.郁肿：肿块坚硬如同岩石一样，如"岩"。

10.瘀肿：其原因，一是跌仆瘀血作肿，其来势急骤，肿处发热，皮肤不红，有发胀的感觉；一是产后有瘀血，致经络阻塞而发肿，肿处皮肤微红，较坚硬，有发木的感觉。

三、辨痛

痛是因气血壅滞、阻塞不通而成的，如前人说："不通则痛，痛则不通"。一句指出了痛的原因。

由于患者邪正的盛衰与导致原因的不一，发病部位的深浅不同，而痛的发作情况也有所不同，同时痛亦要与肿结合起来辨证。例如：

1.就其疼痛的原因来辨：

（1）虚痛：喜按，按则痛减。

（2）实痛：拒按，按则痛剧。

（3）寒痛：皮色不变，痛有定处，酸痛而不热，得暖则痛缓。

（4）热痛：皮色焮赤，灼热疼痛，遇凉则痛减。

（5）化脓痛：形势急胀，痛无止时，有如鸡啄，按之中软应指。

（6）瘀血痛：初起隐痛，微胀，微热，皮色暗褐，继则渐转为皮色青紫而胀痛。

（7）风痛：痛无定处，忽彼忽此，走注甚速。

（8）气痛：流走不定，攻痛无常，时感抽掣。

2.疼痛与肿结合起来辨：

（1）先肿而后痛者，其病浅在肌肤。

（2）先痛而后肿者，其病深在筋骨。

（3）痛发数处，同时肿胀并起，或先后相继者，是时邪或病后余毒等流注所致。

（4）痛无定处，忽此忽彼，而无肿形者，由风胜之行痹而起。

（5）肿势蔓延而痛在一处的，是毒已渐聚，其形虽巨，可以无虑。

（6）肿块坚硬如石不移，日久逐渐肿胀，时觉掣痛者，常为岩证。

（7）肿势散蔓而无处不痛的，是毒邪四散，其势方张，变端堪虑。

（8）肿渐坚巨，已成脓而觉痛的，证情多轻；若已成脓而竟不痛的，证情多重。

四、辨痒

俗云："痛痒相关"，但痛为气血不通，痒则多为风郁于肌肤所致。

风性善行而数变，袭入肌肤，走窜四注，则遍身瘙痒，如风癣、隐疹、血风疮之类。风胜则燥，血燥发痒，常经年累月，不易速愈，如干疥、疬癞之类。除风痒之外，还有湿痒、虚痒、毒痒、敛痒、血行作痒等之别，湿痒是因为湿留肌表，血浊不清，积湿生热，浸淫四窜，黄水频流，如湿癣。虚痒是因为脾虚不能统血，血虚不荣肌腠而生，如老年、产生之痒属之。毒痒是因为疔疮大毒，毒气不能外达，淫溢四散而致肌里作痒，是属危险征兆。所谓敛痒，系因溃疡腐肉已脱，肉芽新生，除旧生新，气血贯注，所以发生轻微的痒感。血行作痒，系指肿疡逐渐消散，气血流通，是将愈的好现象。

五、辨脓

凡肿疡觉热而跳痛，按之下陷随手而起的，是有脓的证据。轻按即痛为脓在浅表，重按始痛其脓必深。深按速起者为水样物，缓起者为败酱脓。

一般痈疽疮疡，溃后先宜出黄白稠脓，数日后出桃花色脓，最后流淡黄脂水，生肉长皮而愈。如脓水色白而稀薄，其人必虚，但有因酿脓日久，未及时溃破的，其脓亦较稀。如脓水稀且夹有白色腐块，乃属虚痰。如脓中杂有血液，是属伤筋血瘀，若脓出污浊如秽水，或腥臭如淤泥，是为败酱脓，乃正气大亏，多属不治之症。

六、辨经络

经络为气血的通道，沟通人体表里内外，所以说，疮疡虽生于体表，但于脏腑则密切相关。如疮疡发生于头顶项背中线者，属督脉经病，生于头项腰背两侧者，属足太阳膀胱经病；生于面部及乳部者，属足阳明胃经病；生于耳前后者，属足少阳胆经病；发于胁肋部者，属足厥阴肝经病；生于手心者，属手厥阴心包经病；生于足心者，属足少阴肾经病。腰背属三阳，胸腹属三阴。臂膊伸侧属于三阳，屈侧属手三阴。下肢外侧属足三阳，内侧属足三阴。倘若病害甚大，布于数经所过的部位，就应该以最初肿痛的部位来辨其经络之所属，以便分经用药。

七、辨脉象

脉象所主病，一般与内科相同，兹不赘述。但同一脉象，发生在肿疡阶段和溃疡阶段有时有迥然不同的意义，这是要特别注意的。例如：浮脉一般主病在表，而在肿疡期则多主风，在溃疡期则为虚。数脉一般主热，肿疡未溃见数脉亦主热，系邪盛的表现；若溃后仍见数脉，则表示余毒未尽，痈脓盘裹。迟脉一般主寒，但在肿疡时见迟脉，则多为阴寒大症，难以速愈；而溃疡见迟脉，则表示邪气已衰，元气不充。滑脉一般主有痰饮，但外科疾病见滑脉，除确有痰宜祛痰外，无痰者都是好现象，是气血充沛，预后良好的表现。涩脉一般主血少津伤，但如肿疡而见涩脉，则为毒邪阻滞。涩而有力为实，涩而无力为虚。若溃疡见涩脉多主病脉相应，宜加温补。总之，"疮疡未溃之先，脉宜有余；已溃之后，脉宜不足。未溃而见有余之脉，毒气盛也，攻之不必迟疑；已溃而见不足之脉，毒气陷而元气虚，须补阳以托毒，人参、黄芪，不可缓也，已溃而见有余之脉，毒气盛而元气滞，须补阴以化毒，地黄、当归及以投也"。

八、辨舌苔

辨认舌质和舌苔，常可帮助诊断，这对中医外科来说也很重要。正常舌的颜色是淡红，无苔或只有很薄的一层淡苔。舌苔薄白而润主有风寒，薄白而干燥则主燥，苔薄白而舌质红则为风热，苔白而腻主有寒湿。黄苔主热，苔白转黄，主热邪由表入里，淡黄者其热轻，黄厚而糙者其热重，苔黄而腻则主湿热。苔灰黑而燥裂为热极伤阴，灰黑而湿润则主虚寒。

第五节　外科疾病的预后

外科疾病的预后,可通过善恶、顺逆来做判断。所谓善,就是好现象,恶就是坏现象,顺就是正常现象,逆就是反常现象。

关于善恶,历来医家有五善七恶之说。在预后上认为五善见三则吉,七恶见二则凶。

一、五善

动息自宁,饮食知味,一善也;便利调匀,二善也;脓清肿消,三善也;神采精明,语言清亮,四善也;体气平和,五善也。

二、七恶

烦躁时嗽,腹痛渴甚,或泻痢无度,小便如淋,一恶也;脓血大泄燉肿尤甚,脓色臭败痛不可近,二恶也;喘促短气,恍惚嗜卧,三恶也;目视不正,黑睛紧小,白睛青赤,瞳子上看,四恶也;肩背不便,四肢沉重,五恶也;饮食不下,服药而呕,食不知味,六恶也;声嘶色败,鼻色青赤,面目四肢浮肿,七恶也。

三、顺逆

可分疮疡初起、脓成、已溃、生肌等四个阶段来观察。

1.初起顺症与逆症:顺症,顶高根活,色赤发热,燉肿疼痛,日渐高肿。逆症,顶平根散,色暗微肿,不热不疼,身体倦怠。

2.脓成顺症与逆症:顺症,燉肿痛热,皮薄光亮,饮食知味、二便调和；逆症，肿坚色紫，难脓不腐，口干作渴，烦躁不寐。

3. 已溃顺症与逆症：顺症，脓稠色鲜，腐肉易脱，肿减痛消，身轻口和；逆症，皮烂脓稀，肉坚不腐，肿痛不减，心烦不眠。

4. 生肌顺症与逆症：顺症，新肉易生，创口易敛，无痛微痒，饮食增进；逆症，脓水清稀，新肉不生，色败腐臭，饮食不进。

上述善、恶、顺、逆归纳起来，不外：①阳证则善则顺，预后佳，阴证则恶则逆，预后劣。②仅有局部症状而无全身症状者预后佳，有全身症状，尤其邪毒内陷者难治。③精神、营养、睡眠、食欲、二便如常者预后佳，反之预后劣。

第六节　武当道教医药外科部分秘方

一、三仙丹

功用与主治：提脓、祛腐、脱管、生新、止痛、止痒。主治各种瘘管、窦道、骨髓炎、各种有腐肉而疮口久不愈合者、各种痈、疔、关节冷痛、皮肤瘙痒，皆有神效。

方药：水银 30g，火硝 30g，枯矾 30g。

制法：先将枯矾、火硝分别研末、混匀，堆放于丹锅内，当中压一小窝，将水银倒在窝内，取一细瓷大碗扣在丹锅上，用 5cm 宽的棉纸，涂上糨糊，搓成纸绳，压在碗和丹锅缝处，然后用熟石膏粉，用醋调成糊状，厚厚地堆于纸绳和碗周围，加砂子与碗底平，在碗底窝内，放 7 粒白米,以观察火候之用。在碗底上压一个1000～1500g重的铁块或石块,以免烧药过程中,碗被冲开。然后锅稳端地放在火炉上,开始烧火。先用小火,烧炼1小时,再用中火烧炼1小时,最后,用大火烧炼1小时。至碗底大米成深褐色为度,丹锅离火,冷却,轻轻去除砂子、石膏、纸绳,揭开碗,碗底附着一层红黄色粉末,即是丹药。用小刀刮净丹药,研末,装瓶备用。九一丹即是九份熟石膏粉,一份三仙丹合均外用,二八丹、五五丹均是三仙丹与熟石膏粉相配,三仙丹含量越高者,其祛腐脱管力量越强,三仙丹含量越小,其祛腐脱管力量越弱。临床常根据需要,配制成"九一、二八、五五丹"。

二、独一丹

功用与主治:提脓、祛腐、脱管、生新、止咳、止痛。主治各种瘘管、窦道、骨髓炎、各种有腐肉而疮面久不愈合的疮面、小儿咳喘、妇人痛经。

方药:白胡椒。

制法:将白胡椒研成极细末,可以干撒疮面,或用白胡椒及水制成药捻插入瘘管或窦道内。或以此药粉外贴穴位,可止咳、止痛。凡对"三仙丹"中汞过敏者,均可用此药代替。

三、武当道教医药秘制药线制法

方药:大黄15g、黄连15g、黄柏15g、白芷15g、大戟15g、芫花15g、地榆15g、防风15g、甘遂15g、血竭15g、乳香15g、没药15g、银花15g、巴豆15g、连翘15g、茯苓15g、海藻15g、壁虎6条、京墨10g、花蜘蛛30个。

制法：上药除壁虎、京墨、花蜘蛛将17味药物加水1400ml置沙锅内煮沸30分钟，然后将所煮药水倒出，再加水700ml，煮沸30分钟，然后再将所煮药水倒出，再加700ml水，再煮沸30分钟，再倒出所煮药水，将3次所煮药水过滤去渣，再将壁虎、京墨、花蜘蛛和生丝线64g一同放入水中，火上烧开煮沸10分钟，捞出丝线晒干，再入药水中煮5分钟，捞出丝线晒干，如此反复，每次煮5分钟捞出晒干，直至药水煮干为止（丝线不能煮焦）。制作药线一般选择三伏天，太阳光强，药线干得快，以免隔夜药水变质，药线功能与主治，在书中已有介绍，此处不赘述。

第二章 外科病的治法

外科的治疗方法分为内治和外治两大类。内治法从整体出发辨证施治，但其中透脓、托毒等法则是武当道教医药外科特殊之处。外治法中除外用药、手术疗法外，还有其他疗法，也是外科的独特疗法。在具体运用中，应根据患者的病情不同，制定内治和外治的法则，方能收到佳效。

第一节　外科病的内治法

根据疾病的发生及其症候的转化情况，可将外科疾病分为初期、成脓、溃后三个阶段，治疗中按临床不同阶段，灵活应用消、托、补之法，是外科内治法的总纲。

一、消法

是用消散的药物，使初期的肿物得到消散，免受溃脓及开刀之苦的方法。使肿痛消散于无形，是外科早期的主要治法。此法适用于没有成脓的初期肿疡。由于疾病的病因不同，故治疗时应针对病因病情，运用不同的疗法。常用消法为：表邪者宜解表，里实者宜通里，湿阻者宜燥湿，热盛壅结者宜清热，寒邪凝结者宜温阳通络，痰凝坚结者宜化痰软坚，气滞者宜理气，血瘀者宜化瘀和营，祛其所因，清其病源，均是内消的措施。即是不能内消，也可移深居浅,转重为轻。肿疡的消散与成脓之演变取决于邪正交争的转化,而二者是相辅相成的。若肿疡已成脓,则不可再用内消之法,以免毒散不收,气血受损,致溃后迁延难愈。

二、托法

肿疡初起失于早治,或消之不尽,气已结聚,势将化脓,气血渐虚,毒邪深沉散漫,不能起发高突,难以脓溃,此为正虚邪恋之象。治疗手法,以扶助正气,托毒外出,以免毒邪内陷。常用的手法有透托法和补托法,两者区别点是毒盛而正气不虚宜透托,毒盛而正气已虚宜补托。

透托法:适用于肿疡或成脓阶段,正气不虚而毒邪炽盛,不能及时溃脓者。用法要点:透脓不宜过早,在肿疡初起或未成脓时禁用,临床应用均加二花、连翘等清热解毒之品,以挫毒邪之炎炎之势,兼有外邪者,适当随症加减。

补托法:适用肿疡正虚毒盛,疮疡肿势散漫,体虚不能托毒外出者。用法要点:疮疡难溃难腐,或溃后坚肿不退,脓水清稀,正虚不能托毒外出,故治疗中应以参芪等扶正,佐以银、菊等清热解毒。不宜用于正气不虚而毒盛之证,以防补虚助火,滋长毒邪。

三、补法

肿疡后期,毒邪已去,患者面色苍白而神疲,元气虚弱,疮口难敛,新肉不长,均为正气虚弱。治以"虚者补之",用补养药。恢复其正气,助养其新肉,使疮口早愈,故补法多在肿疡后期。外科的虚证与气血脏腑有关,应用时应根据症状,气虚者益气,血虚者补血,阴虚者滋阴,阳虚者助阳,肝肾不足者滋养肝肾,脾胃弱者调理脾胃,纠其偏盛,益其不足,而达到消除正虚之目的。但毒邪未尽时,切勿妄用补法,以免余邪复燃,或毒邪留恋,引起变证。

第二节 外科病常用的辨证治法

外科内治在以消、托、补三大法则为纲的基础上,由于罹受病因的不同,症状表现各异,以及各种不同转归中出现的症候群不同,因而在具体施治中相应也有许多治法。这些治法除消、托、补法外,尚有解表、通里、清热、理湿、和营、祛瘀、理气、通络、化痰、软坚、温养、滋阴、补虚、养胃等法。

一、解表法

解表法是用发汗的药物,以开泄腠理,使留于肌表之外邪,随汗而解之法。《内经》云:"汗之则疮已。"解表法分为辛温解表与辛凉解表两种。

常用方:银翘散、牛蒡解肌汤、荆防败毒散。

用法要点:辛凉解表以微汗解表与清热解表并用,辛温解表以发汗宣表,驱逐外邪施治,均用于邪实在表,为消散早期肿疡,使邪从汗解之剂。凡疮疡溃后,日久不敛,体质虚弱者,即使有表证存在,亦不宜发汗太过,否则汗出过多,体质更虚,而引起痉厥、亡阴之变。

二、通里法

通里法是用通腑泻下的药物,通利大便,荡涤肠胃,使蕴结于脏腑体内的邪毒,得以疏通而出之法。适用于疮疡早期而有热毒入里,内结便秘的实热之证。通里法又分为攻下法和润下法两种，攻下法用于里证实证，常见高热烦躁，口渴饮冷，腹胀便秘，脉沉数有力，舌苔黄腻或黄糙，痈肿毒热炽盛者。润下法用于津液不足，脾约肠燥，大便秘结之证，患者阴虚火旺，口干食少，舌干而红，脉象细数，是为津枯便秘，宜增液泄热，润下通里。

常用方：攻下法用内疏黄连汤、大承气汤、大黄牡丹汤，润下法用润肠汤。

用法要点：攻下法根据临床的表现，可随症加减。对年老体弱，女性妊娠或月经期，尤须慎重，以免损伤正气，而使毒邪内陷；对于表邪未解而里实已成的表里同病，宜表里双解，常用防风通圣散之类。润下法用于阴虚便秘，以润肠缓下则正气不损。凡下法应以邪祛为度，以免造成"下多亡阴"之变。

三、清热法

是以寒凉的药物，用以泻火解毒之法。适用于实火热毒的疾病，凡是疖、疔、痈、有头疽等证，有火毒炽盛症状表现的，不论初期、成脓、溃后以及火毒横逆而致毒陷走黄都均可应用。本法可分为清热解毒、清热泻火、凉血清热3种。清热解毒用于疮疡局部红肿热痛，恶寒发热，或高热不解，舌苔薄白或黄，脉数的火毒炽盛之证；清热泻火用于热毒炽盛，高热而汗出不解，口渴喜饮，舌苔黄腻或糙黄，脉洪数者；凉血清热用于毒入营血，局部焮红灼热，高热烦躁，口渴多饮，舌质红绛，脉数者。

常用方：清热解毒用五味消毒饮；清热泻火用黄连解毒汤；凉血清热用清热凉血汤。

用法要点：清热法用于实火热毒之证，由于症状表现不一，而有清热解毒及清气分、血分之别。临床可结合辨证，相互配用，对一些毒热猛剧，变易极速者，在凉血清热中重用解毒之品，以止其毒邪横逆；如并见神昏谵语，用紫雪丹以清心开窍；出现虚热，宜养阴清热，选用增液汤，以清热生津，使津液复而余邪息。因虚火与实火两者在治疗上截然不同，故凡疮疡火毒未尽，形气病气俱见有余者，则不论初期、成脓、溃后，均宜清热以消余毒，但应中病即止，切勿过剂，以免造成苦寒伤胃之弊。

四、理湿法

是用化湿和淡渗的药物，以祛除湿邪之法。由于湿邪黏腻而凝滞难化，又可生热化火，所以湿邪见于疮疡的，以湿热郁蒸多见，如夹风的风湿，兼寒的寒湿，因而理湿法的运用，应结合兼并的外邪，采用相应的清热、祛风、散寒之法，这在临床是极为重要的。理湿法在外科疾病方面可分为清热利湿、祛风胜湿、散寒化湿3种。清热利湿适用于湿热郁蒸或下注之证，以患者下肢为多，如局部灼热疼痛，口渴不欲饮，小便短赤，舌苔黄腻，脉数等症。祛风胜湿适用于风湿相搏之证，如局部关节疼痛，恶风身热，舌苔白腻，脉象浮细或沉细。散寒化湿适用于寒湿内袭之证，如局部筋骨疼痛，不红不热，恶寒发热，舌苔白腻，脉紧。

常用方：清热利湿用五神汤、平胃散、萆薢化毒汤；祛风胜湿用羌活胜湿汤；散寒化湿用独活寄生汤。

用法要点：理湿法一般按湿邪留滞三焦论治，上焦宜化,中焦宜燥,下焦宜利。因湿先下受,淡渗利尿使湿邪自小便外达,是治湿的大法。在外科领域中,湿邪浸淫肌肤,可生疮肿、湿疹,湿热下注可见肛痛、下痢,湿热蕴结肠胃可见脘腹胀闷。

湿热易伤阴津,而理湿之品,每多伤阴,故对阴虚体弱,津液亏损者,一般不宜使用,慎防阴津难复。

五、和营法

和营法是以调和气血的药物,使经络疏通,气血流畅,从而达到改善疮疡症状为目的的方法。和营法可分为活血和营与益气和营两种,前者适用于肿疡早期及部分中期疮疡,而有气血凝滞,肿块未消现象者。后者适用于成脓阶段和溃后,以使蒸腾腐化而托毒排脓。

常用方:活血和营用消毒圣神汤;益气和营用四妙汤。

用法注意:和营与祛瘀,虽同为调血之法,但二者有原则上的区别。和营在于调和营血的循行流畅,以维持全身的功能活动,而祛瘀则是破其瘀阻,通其壅塞,以改善血行为法。因而和营法在外科临床上应用最为常见,但一般很少单用,多根据不同症状配合其他治法并用,以达到相辅相成的治疗作用。只有详审之阴阳及虚实寒热的表现,灵活施治,才不致变证。

六、祛瘀法

祛瘀法是用活血破瘀的药物,以疏通瘀阻,使经络血脉得以流畅,而达消肿止痛目的之法。适用于气血瘀滞所致的疮疡、急腹症等早期。祛瘀法在外科临床上,用于肿疡局部红肿坚硬而疼痛较剧的,或溃后坚肿疼痛不减难以生肌收敛的瘀滞不化之症,常配合清热、理气、益气、温经等法同用。对于急腹症瘀滞所致者,则常配合通里攻下之法。

常用方:桃红四物汤、活血散瘀汤、大黄牡丹汤。

用法注意:外科瘀血疾病在病因病机上各有不同,有属血瘀为主者,有属病机变化中的兼夹现象者,故具体运用时,既要分别主次,又要配合其他治法。桃红四物汤具有养血活血祛瘀的良好作用,对一般瘀阻之证,可作为祛瘀法的基本方而随证施治。如毒热之邪内蕴,气滞则血瘀而成肿疡,症见高热肿痛的,则加银花、连翘、山栀等清热解毒药;寒凝血脉,运行受阻而致瘀肿疼痛的,则加桂枝、干姜、附子等温经祛寒药;以气滞为主,由于气机受阻而络脉郁而不通,瘀血停留而结肿疼痛者,则加香附、郁金、枳壳等理气药以破除滞气,推动血行;因气虚无力推动血行的,则加黄芪、党参等益气之品,以行气活血;因损伤引起瘀阻的,治宜活血逐瘀。急腹症的瘀凝剧痛,为不通则痛的热毒内结征象,治从通腑逐瘀,如用大黄牡丹汤治疗肠痈。

祛瘀药物,性属温热者较多,故证见火旺者,气血亏损者,均宜佐以适当之药,防患于治疗之初,以免产生弊病。

七、理气法

理气法是用疏导行气的药物,以宣通气机,调和气血,以达行气解郁、止痛消肿作用的方法。外科疾病的发生,气血凝滞者最多。理气法在外科临床上一般分为理气活血、疏肝解郁两种。理气活血适用于肿疡初起,因气滞而致血壅结肿,症见硬结肿痛,或局部板滞,软绵痛轻,舌苔薄白,脉弦或细数者;疏肝解郁适用于病在肝胆两经循行部位,肿块坚硬如石,或质较软而能随情志的喜怒而消长,疼痛时轻时重,舌苔薄腻或黄,脉弦数者。

常用方:木香流气饮、逍遥散。

用法注意:理气法为外科常用治法之一,一般很少单用,多是依据症状和病机变化的表现,结合其他治法并用,故不论外科疾病的哪个阶段,调理气机都是调整气血、经络、脏腑正常活动不可缺少的措施。在内消、补益、理湿、活血、通络方剂中,均可加入理气之品,以增强其疗效。

理气药物大多辛香而燥,重用或久用则易耗伤津气,故对血虚、阴虚以及火旺等证须慎用。

八、通络法

是以温经通络的药物,使阴寒凝滞经络之邪,得以温煦而驱散的治则。血得温则行,遇寒则凝,寒凝血滞,则络脉闭塞不通,治宜通络。通络法一般分为温经通阳、温经散寒两种。温经通阳法适用于寒痰凝于筋骨,局部漫肿酸痛,不红不热,全身畏寒,舌苔白,脉沉细或迟等体虚内寒之证;温经散寒法适用于寒湿袭经络,局部漫肿酸痛或隐痛,不红不热,恶寒身热,舌苔白腻,脉迟紧或沉等体虚外寒之证。

常用方:阳和汤、桂枝加当归汤、大防风汤。

用法注意:通络法适用于络脉痹阻之外科疾病,但应视其兼夹之症,如兼夹湿、痰、风等邪而佐以相应治法。阳和汤可治疗阴寒痰浊凝结所致的流痰证，桂枝加当归汤可用于脱疽早期寒湿瘀阻络脉阶段，也可用于寒邪侵袭肌肤而致气血瘀滞的冻疮肿块，均取其温通散寒，和营活血之功；大防风汤适用于体虚寒凝所致的附骨疽等，以补虚祛寒。但寒邪深着日久，郁而化热，势将酿脓，脉由迟转数的，则不宜本法，而宜用托法以扶正托毒。对于证属阴虚有热的，因温燥辛热之品均能助火劫阴，也不适用本法施治，以免造成变症。

九、化痰法

化痰法是用祛痰的药物，以化其痰浊，疏其气机的治则。痰之为病，多由各种不同的病因所感，故化痰法的应用，须针对不同的病因，配合其他治法同用才能得到化痰消肿之效。化痰法在临床上可分为疏风化痰、燥湿化痰两法。疏风化痰适用于风热夹痰之证，表现为结块肿痛，寒热交作，舌苔薄白，脉浮数，发于头、颈等上部，如颈痈者。燥湿化痰法适用于湿痰郁滞之证，表现为结块高肿而软，形寒身热，舌苔厚腻或白腻，脉濡数，患生于胸胁等部，如湿痰流注者。

常用方：疏风化痰用牛蒡解肌汤；燥湿化痰用二陈汤。

用法注意：化痰法适用于实痰之证，其形成之源，常与外因风、湿、热等邪相合，以激动其痰而发病。二陈汤为化痰的通方，因湿痰之成，由于脾胃运化不健，湿聚生热，湿热生痰所致，而湿性凝滞，痰浊不易速化。本方具有顺气除湿，理气化痰作用，临证有热者可配清热药，兼虚者配用补益药,肿疡初起者则重用理气活血之药,以达内消。总之,痰化则诸证平。

十、软坚法

软坚法是用散结软坚药物,以涤痰去积,通滞散凝,而达化散消肿的治则。适用于结块坚硬,以体虚或情志所致的慢性肿疡为主者,在临床上常结合病因病机,与其他疗法合用,以达缓缓消散的软坚目的。软坚法可分为解郁软坚与养营软坚两种。解郁软坚适用于局部结核坚硬,皮色不变,时有刺痛或不痛,舌苔薄白少津,脉象弦数者。养营软坚法适用于溃后脓水清稀或流血水,局部坚肿不消,并见形削神疲,脉象弦细或细数,舌淡苔腻者。

常用方:解郁软坚用逍遥散合消疬丸;养营软坚用香贝养营汤。

用法注意:软坚法适用于虚痰凝结之证,其痰浊之生,多与体虚及情志有关。有因肝脾郁结所致痰浊凝结者,有因肝胆气逆,郁热化火,炼津成痰者,有因肝肾阴虚,肝火上炎,煎炼成痰者。具体运用时,尚须结合辨证,灵活施治。软坚法的适应证,大多为气血久郁,形气俱虚者,故不耐攻削,即或虚象不明显的,亦宜处处兼顾正气,以扶正祛邪,缓缓图治,否则元气更弱,虚虚之祸,势必促使症状恶化。

十一、温阳法

温阳法是用温热的药物,以补阳气不足而引起的证候之法。适应于阳虚的疮疡,症见局部平塌,肿块软漫,色白不红,成脓化腐缓慢,溃后肉色灰黯,新肉难生,精神倦怠,畏寒肢冷,饮食少思,自汗便溏等虚寒现象者。

常用方:托里温中汤、桂附八味丸。

用法注意:温阳法在外科临床上,一般用于疾病的中后期,在疾病的发展过程中,或因素禀阳虚,或因过服清热之剂而致阳虚之证,均以温阳法为主治之。肾中之阳为先天之基,故附桂八味丸为温补肾阳,治命门火衰的首选主方。如因过服寒凉而伤胃气,寒气内淫,纳呆便溏,或溃后脓水清稀,阳气脱陷的,则宜托里温中汤,以升阳温中。

外证初起而见阴寒内伏,如骨痨流痰等证,则以阳和汤施治,此为温阳散寒而解凝滞的要方,也是温阳法的一种。

十二、滋阴法

滋阴法是用清补养液的药物,以滋补阴液不足的一种治则。适用于阴虚之体所患疮疡,症见局部软漫,脓水淋沥,形体消瘦,口干咽燥,腰膝酸软,潮热盗汗,耳鸣目眩,舌红少苔,或舌苔光剥,脉象细数等阴虚之象者。

常用方:六味地黄汤、大补阴丸。

用法注意:滋阴法在外科临床上,一般用于阴虚火动之疮疡,每见于慢性或溃后不敛而耗伤阴血的症状之后,或脓血大泄,阳损及阴,或热邪羁留,灼津伤阴,或久病阴精耗损等。本着各脏之阴,只取补肾阴的原则,故六味地黄丸为滋补肾阴而降阴火的首选方剂。至于骨痨流痰患生日久,出现虚火旺盛,低热滞留,津液日涸,而骨枯髓减,则宜大补阴丸滋肾水,降阴火为先。滋阴药物多滋腻,宜同时兼顾脾胃。若病属阳虚,或湿痰盛者应慎用或不用,以免引起变证。

十三、补益法

补益法是用补养气血的药物,以补气血不足所致证候的法则。适用于气虚血少的疮疡溃后,症见面苍神疲,食呆寐少,疮口脓水清稀,迟不收敛,舌淡脉虚等虚象者。临床上有补气、补血与气血双补之分。

常用方:补气用四君子汤,补血用四物汤,气血双补用八珍汤。

用法注意:补益法是外证溃后的主要治法,但对一般轻浅疮疡溃后,多不需应用。四君子汤为益气的基本方,四物汤是补血的基本方,二方合一为八珍汤,是气血双补的通方。在临证时,既有见证的不同,病情转化的各异,又有气血之虚之所偏,因而要灵活运用。补益之剂不可用于毒邪盛而正气未衰之际,以免助邪为患。毒邪未清者,则宜在补益时配清解之品,以不致毒邪留恋或引起余毒复炽。

十四、养胃法

养胃法是用扶持胃气的药物,以使纳谷旺而正气自充,从而达新肉生长目的之法,为外科溃疡后期所独有的治法。适用于溃疡脓毒已泄,病势已退,新肉不长,而胃纳不振者。养胃法一般分为理脾和胃和清养胃阴两种。理脾和胃适应于脾胃虚弱者,清养胃阴适应于胃阴不足者。

常用方:香砂六君子汤、益胃汤。

用法注意:胃为水谷之海,气血生化之源,故外疡溃后,邪去正损,此时扶持胃气,使纳谷正旺而正气得充,新肉生长亦速。临床上要依据气虚和阴亏之不同,运用理脾和胃和清养胃阴之法。养胃法用于外疡溃后，余毒渐尽者。忌早用大补，以免余毒复燃，碍胃减食而产生变端。

武当道教医药治病，以辨证施治为主。在外科方面以消、托、补为三大法则。治法种种，但临床上由于病情的复杂，病机的变化多端，往往数法并用。尤其重要的是临证要灵活辨证施治，不执方以治病，盖治法示人规矩，方药示人方圆，而病变万千，能举一反三，不拘汤药于一格者，才可收到显著的疗效。

第三节　外科病的外治法

一、外用药疗法

（一）膏药

膏药是按一定配方的若干药物，浸于油中煎熬，并利用黄丹在高温下的物理变化凝结而成的制剂。也有经捣打而成的制剂，俗称药肉，再用竹签将药肉摊在纸上或布上而成。膏药富有黏性，敷贴患处，能固定位置，同时可依赖药效达到肿疡能消肿定痛，溃疡提脓祛腐，生肌敛口和避风护肉的目的。

适应症：不论疮疡初起、已成、溃后各阶段均可应用。

用法：先清洗疮疡表面及周围皮肤，擦干后将膏药贴敷患处，薄型的膏药多适用于溃疡，宜于勤换，日换2～3次，脓水稀少时，日换1次。厚型的膏药多适用于肿疡，宜于少换，一般3～5天换药1次，如属发病慢的阴证，可7天换药1次。

常用膏药：太乙膏、拔毒膏。

注意事项：凡疮疡使用膏药，有时可能引起局部皮肤焮红或丘疹或瘙痒或湿痒等症状，这是皮肤过敏所致的膏药风。凡见此症状，可改用油膏。膏药不可去之过早，常有因不慎受伤再次感染，复致溃烂，或疮面红色瘢痕，经久不消者。

（二）油膏

油膏是将药物和油类煎熬或调匀成膏状者，俗称软膏。油膏的基质有羊毛脂、松脂、麻油、黄蜡、白蜡、凡士林等。油膏柔软、滑润、无板硬黏着不舒的感觉等优点，尤其是病灶在凹陷折缝之处者，使用油膏更为适宜。

适应症：一般用于肿疡、溃疡、烧伤、皮肤病等症，尤以溃疡疮口腐烂较大的疾病更宜。

用法：患处清洗，去除污物，外用油膏涂敷，局部包扎固定，或不包扎，每日换药1次。

常用油膏：金黄膏、玉露膏、生肌玉红膏、青黛膏、回阳玉龙膏。

注意事项：目前油膏多用凡士林调制，也可刺激皮肤，若皮肤湿烂，疮口腐化已尽，油膏也应薄而勤换，以免脓水浸润皮肤，不易收敛。

（三）箍围药

箍围药是借药粉箍集围聚，收束疮毒的作用，促使疮疡初起轻的消散，毒已结聚的缩小局限，以早日成脓或破溃。就是在溃后，余毒未尽，亦可用之以消肿、祛毒。

适应症：凡疮疡不论初起、成脓、溃后凡肿势散漫不聚，而无集中之硬块者，均可使用。

调制和用法：将药粉和液体调制成糊状后应用。凡以醋调的取其散瘀解毒，以酒调的取其助行药力，以葱、姜、蒜汁调的取其辛香散邪，以菊花汁、银花露调的取其清凉解毒，以蛋清、蜂蜜调的取其缓和刺激，以油类调的取其润泽肌肤等作用。使用时，对疮疡初起消散时，宜敷满整个病变部位。如毒已结聚，或溃后余肿未消时，宜敷于患处四周，不要完全涂布，敷贴界线应超过肿势范围，每1～2天用药1次。

常用箍围药：金黄散、玉露散、止血散、冲和膏。

注意事项：凡疮疡初起，肿块局限者，一般宜用箍围药。如果呈阳证，不能用温性药敷贴，以免助长火毒阴证，不能用寒性药敷贴，以免寒湿不化。

（四）掺药

是将各种不同的药物研成粉末，根据制方规律及其不同作用配伍成方，谓之掺药。掺药的种类很多，用以治疗疮疡的范围很广，不论肿疡和溃疡，还是消散、提脓、收口等，均可应用。但由于疮疡的性质和发病阶段不同，故应用时根据不同的情况选择应用。掺药可掺布于膏药上、油膏上，或直接掺布于疮面上，或黏附于药线上，再插入疮口内，以达到消肿散毒、提脓祛腐、腐蚀平胬、生肌收口、定痛止血等目的。此外，掺药配制时应研得极细，以研至无声为度，其植物类药品，最好另研筛；矿物类药品，最好水飞；麝香、樟脑、冰片等香料药物，最好另研后下，再与其他药物和匀，方可应用。掺药根据其药性，又分为以下几类：

1.消散药：具有消散和渗透作用，掺布于膏药上，贴于肿处，可直接发挥药力，使疮疡壅结之毒得以移深居浅，肿消毒散。

适应症：适用于肿疡初起，而肿势局限一处者。

常用药：阳毒内消散、红灵丹、阴毒内消散。

2.提脓祛腐药：具有提脓祛腐作用，即使疮疡内蓄之脓毒得以早日排出，腐肉得以迅速脱落。

适应症：溃疡初起，脓栓未落，死肌腐肉未脱，或脓水不净，新肉未生者。

常用药：独一丹、九一丹、九黄丹。疮口大者可掺落于疮面，疮口小时可黏附附在药线上插入疮口。亦可掺入油膏敷贴。

注意事项：九一丹属刺激性药品，凡对九一丹过敏者禁用。如病变在眼部附近，也应慎用。独一丹是一味植物药，一般不会过敏。

3.腐蚀药与平胬药：腐蚀药又称追蚀药，具有腐蚀恶肉的作用，掺布患处，能使疮疡不正常的肌肉得以腐蚀脱落。平胬药，具有平复胬肉的作用，能使疮口增生的胬肉收缩消失，均为代替手术割治的一种外用药物疗法。

适应症：凡肿疡在脓成未溃时，或痔疮、瘰疬、赘疣、息肉等症，或溃疡破溃后，疮口太小，或疮口僵硬，或胬肉突出，或腐肉不脱等妨碍收口时，都可使用。

常用药和用法：白降丹，适用于溃疡疮口太小，脓腐难出，用桑皮纸或丝绵纸做成裹药，插入疮口，使疮口开大，脓腐易出。如肿疡脓已成而未穿溃，亦可用白降丹点放毒顶，代刀破头。赘疣点之亦可腐蚀枯脱。另有拌糊混匀作条，用于瘰疬，有攻溃拔核的作用。枯痔散，用于痔疮，将此药涂敷痔核表面，可使之焦枯脱落。三品一条枪，用此药插入瘘管，能腐蚀瘘管，脱管闭疮，也可化去痔核，攻破瘰疬。硇砂散，用于耳痔、鼻息肉，用时以药棉蘸药涂于患部即可。平胬丹，适用于疮口胬肉突出，掺药其上，能使胬肉平复。

注意事项：腐蚀药品一般含汞、砒，应用时要谨慎，尤以肉薄近骨处，以免伤筋坏骨。此外，掺布烈性腐蚀药，以不伤周围健康组织为原则，待腐蚀目的已达，应立刻改用其他提脓生肌之药，对汞、砒过敏者，禁用。

4.生肌收口药，具有促进新肉生长的作用，掺布疮面，能使疮口加速愈合。

适应症：凡溃疡腐肉已脱，脓水将尽时均可使用。

常用药：生肌散、八宝丹。

注意事项：脓毒未清，腐肉未尽，若早用生肌收口药，不仅无益，反增溃烂，延缓治愈，甚至引起迫毒内攻之变。若已成瘘管，即使用之，勉强收口，仍能复溃。若溃疡肉色灰淡而少红活，新肉生长缓慢，则宜配合内服补养药和食品营养，内外并施，以助新生。若臁疮日久难敛，则宜改善局部血液运行。

5.止血药：具有收涩凝血的作用，掺布于出血之处，外用纱布包扎固定，可以促使伤口血液凝固，达到制止出血的目的。

适应症：适用于溃疡或创伤出血，凡小络损伤出血者，均可使用。

用法：清除伤口表面污物和坏死组织，将药直接掺布患处，加压包扎。亦可将药调成糊状，涂敷局部，也有止血作用。止血后不宜过早去除止血药，以后改为软膏外用即可生肌敛口。

常用止血药：桃花散、如圣金刀散、三七粉。

注意事项：如遇大出血，尤其是大动脉出血，必须配合手术与内治方法急救，以免因出血不止而发生晕厥之变。

6.吹口药：是用各种不同的药物研成粉末状，按其不同的作用配伍成方，应用于口腔、咽喉疾病的谓之吹口药。

适应症：一切口腔、咽喉病、肿痛腐烂者皆可应用。

用法：先用清水漱口，然后将药口喷入或吹入口腔内患处，每日3次。

常用药：冰硼散、玉匙散、锡类散、十宝丹等。

注意事项：吹口药多为芳香药物，应注意密封储藏，以防香气走散，降低药效。

（五）酊剂

是将各种不同的药物浸泡于酒中，根据制方规律，最后倾取药液，即为酊剂。

适应症：一般用于疮疡未溃及皮肤病等。

用法：洗净患处，用小毛笔蘸药酊剂涂抹患处，每日3～4次。

常用酊剂：红灵酒、一号癣药水。

注意事项：一般酊剂均带有刺激性，所以凡疮疡破溃后，或皮肤病有糜烂者，均应禁用。同时酊剂应盛于遮光密闭的容器中，并在凉暗处保存。

（六）混悬剂

是将各种不同的方药研成细末，然后与水溶液混合在一起使用。因加入的粉剂多系不溶性，故呈混悬状，用时须加以振荡。

适应症：一般用于急性、过敏性皮肤病、酒渣鼻、粉刺等症。

用法：清洗患处，清除皮肤表面油污，擦干皮肤，用小毛笔取振荡后的混悬液，涂抹患处，每日3～5次。

常用药：三黄洗剂、九花粉洗剂、颠倒散洗剂。

注意事项：凡皮损处有糜烂渗液（较多者）、脓液结痂等情况，或深在性皮肤病，均宜禁用。配制混悬剂时，其中药物粉末应事先研极细，以免刺激皮肤。

（七）熏洗剂

是按一定配方的药物，加水煎煮后，采用熏蒸和洗涤的方法，借药力和热力直接作用于患处治疗疾病的药物。熏蒸取其"邪在表者，渍形以为汗"，洗则有取其荡涤之功，可驱逐邪毒，温通腠理，调和气血，涤除脓腐，清洁疮口。

适应症：肿疡初起，或溃后疮口不收，或溃疡日久，新肉不长之症。

用法：将药物加水煎煮后，倒入熏洗盆中，乘热将患处置于药液蒸汽中熏蒸，待药水变温后，将患处入药液中熏洗，每次30分钟，每日2次。第2次熏洗时，只需将上次用的药液加温即可。

常用药：外用熏洗药，由于用药范围不同，一般分为解毒熏洗和肛门熏洗两类。解毒熏洗多具有清热解毒，消肿止痛，疏通腠理，调和气血的作用，如葱归溻肿汤、葱艾汤、细茶葱盐汤。肛门熏洗多具有清热燥湿，杀虫止痒，解毒收敛作用，如祛毒汤、甘草大豆汤、五倍子汤。

注意事项：熏洗时药液温度不宜太高，以免烫伤皮肤，熏洗结束后要擦干皮肤，局部病变处应敷以外用软膏。冬季应注意机体保温，以防感冒，熏洗过程中如出现过敏或中毒反应，应当立刻停止用药，改用其他方法治疗。

第四节 外科病的其他治法

一、药线疗法

药线疗法治疗外科疾病，在我国明代已广泛使用于临床。明朝陈实功《外科正宗》一书中载有："治诸痔及五瘿、六瘤，凡蒂小而头面大者，宜用此线系其患根自效。"笔者幼承家传药线秘方，经临床40多年实践中，在原来只用在痔疮、肛瘘治疗范围的药线疗法而创新性地用于外科顽固疾病中，如臀部较深的蜂窝组织炎，关节结核，骨髓炎后期，乳房部窦道，腹道窦道，均取得显著效果。其他如疮疡穿溃后，久治不愈，有甲乙两孔相通而形成管道者，或疮口过深，只有甲孔，没有乙孔，但盲端距体表很近者，可用人工制造乙孔，用之皆获显著效果。

我在临床上使用的药线秘方，为家传200余年秘方，与现在传世药线方相比，方中没有过强的腐蚀药品，如白降丹、砒霜等，故在使用时不会引起药物中毒反应，提高了使用的安全性。药线有很强的镇痛、消炎的功效，使用药线采用挂线疗法和结扎疗法均系慢性裂开或断脱，治疗期间疼痛较轻，不伤正气，不耗阴血，不会发炎，大大地减轻了患者痛苦。在缓慢地紧线过程中，新肌随管壁的裂开脱落而生长，所结扎的病灶也是，里面长好后，外面才自动脱落。骨结核，骨髓炎的死骨，亦能随漏管的剖开而脱出。整个治疗过程不需要有特别场所（无菌手术室），也不需要特殊设备，患者可避免对手术的恐惧心理，且能避免手术截肢，大面积切除肌肉而造成的终身残废。

在临床使用中，我既继承了先人的成功经验，也接受了现代医药的科研成果，不断地扩大药线在临床中的使用范围，特别是在挂线或结扎前配合西医的局部麻醉下进行治疗，能减轻患者的痛苦、缩短治疗时间，也正因如此，才扩大了药线的治疗范围。

二、拔筒法

是借助药筒宣通气血、拔毒泄热的作用，从而达到脓毒外出、毒尽疮愈为目的的方法。同时还可减少因挤压所致的痛苦，和防止因脓毒不得外出引起毒反内攻的流弊。

适应症：一般适应于有头疽坚硬散漫不收，脓毒不得外出者；或毒蛇咬伤，肿势迅速扩散，毒水不出者。

用法：取口径略大于疮口的新鲜嫩竹，截取 8～10cm 的竹竿，留一端节做底，刮去青皮，管壁厚 2～3mm。筒底中心钻一小孔，以杉木条塞紧，放置煎药器皿中，用物压住。根据不同病情配伍煮拔筒药物，共煮5～10分钟。取出竹筒，倒去筒内药液，乘热急对疮口合拢，按紧，吸取5～10分钟，温度已减，拔掉筒底木塞，竹筒自脱。若一次吸不干净，可重复使用，并视其需要和病体强弱，每天可拔1～2筒或3～5筒，总之以脓血排出、无积脓为原则。

注意：必须验其筒内拔出的脓血，鲜明红黄稠厚者易治，纯是败浆稀水，气秽黑绿者难治。

三、灸法

灸法是用药物在患处燃烧，借助药力、火力的温暖作用，取其温阳祛寒，活血祛瘀，疏通经络，拔引郁毒等功效。如此则肿疡未成者易于消散，即成者易于溃脓，即溃者易于生肌长肉。

适应症：凡肿疡初起坚肿，特别是阴寒毒邪凝滞筋骨，而正气虚弱，难以起发，不能托毒外达者，或溃疡久不愈合，脓水稀薄，肌肉僵化，新肉生长迟缓者，以及风寒湿痹等证。

用法：附子饼灸、雷火神针灸、隔姜、隔蒜灸等，适应于疮疡初起、毒邪壅滞之证。附子饼灸适用于气血俱虚，风邪寒湿凝滞筋骨之证；雷火神针灸适用于风寒湿侵袭经络痹痛之证。灸炷的大小，壮数的多少，须视疮形的大小及疮口的深浅而定。

注意：凡疔疮实热阳证，不宜灸之，以免以火济火。头面为诸阳之会，颈项接近咽喉，灸之恐逼毒入里；手指等皮肉薄弱之处，灸之恐皮裂肉翕，皆不宜使用灸法。

四、熏法

是用药物燃烧后,取其烟气上熏和借助药力与热力的作用,使腠理疏通、气血流畅而达到治疗目的的方法。

适应症:不论肿疡、溃疡均适用。

用法:神灯照法,能活血消肿,解毒止痛,适应于痈疽轻证,未成脓者自消,已成脓者自溃,不腐者即腐。桑柴火烘法,功能助阳通络,消肿散坚,化腐生肌止痛,通用于疮疡坚而不溃,溃而不腐,新肉不生,疼痛不止之证。

注意:随时注意病人对治疗部位热感程度的反映,避免引起皮肤灼伤。

五、熨法

是用药物加酒醋,炒热布包熨摩患处,以使腠理疏通,气血流畅而达到治疗目的的方法。

适应症:风寒湿痰凝滞筋骨肌肉等证。

用法:熨风散药末,取赤皮葱连须241g,捣烂后与药末和匀,用醋拌炒极热,布包熨患处,稍冷即换。功能温经祛寒,散风止痛。适用于附骨疽、流痰、皮色不变、筋骨酸痛或风寒湿痹证。如生香附60g、酒醋炒热布包熨患处,功能行气止痛,适用于腹中攻击作痛之疝气等病。

六、挑治法

是用针挑断或用刀割断人体特定部位的皮下纤维组织,以治疗疾病的一种方法。特点是操作简便,经济而有效。

适应症:内痔出血、针眼、瘰疬等。

用法:常用器具为三棱针、医用缝针、缝衣针和割刀。

一般分为选点挑治和穴位挑治两种。前者是选体表有关部位上出现的疹点挑治。这些疹点多在背部第7颈椎至第5腰椎两侧，直至腰后皱襞的范围内，状似丘疹，稍突起于表皮，似针冒大小，多为灰白、暗红、棕褐、浅红色，压之不退色，有的疹点上还生有一根毛发。其具体部位因病而异，如痔疮常见于腰骶部及上唇系带处；针眼点多在肩胛区内；瘰疬点多在两肩胛下角以上，脊柱两侧，且常与病位左右交叉出现。后者是选用与疾病相关的穴位。如痔疮选用长强、大肠俞、小肠俞、命门、上髎、次髎、中髎、下髎；针眼选用大椎旁开5分处；瘰疬选用肩井、肺俞等。此外尚有区域挑治法，是在与疾病有关的一定区域选点挑治。如治疗肛门疾患在下腰部附近脊椎处挑治，一般可在第3腰椎至第2骶椎之间，左右旁开1～1.5寸的纵行线上任选一点。

治疗时，让病人反坐在背椅上，两手扶于靠背加上，暴露背部。体弱者可用卧位，挑前常规消毒，用针挑破皮肤，进而将下面的纤维挑断。挑毕，以消毒纱布敷盖，一次不愈，可于2～3周后再行挑治，部位可以另选。

注意：严格无菌操作，挑后嘱病人注意局部清洁，防止感染。挑治当日避免重体力劳动，不吃刺激性食物。身体过度虚弱者慎用，以免发生意外。

第二篇 临床各论

第一章　疮疡病

第一节　疖病证治

暑　疖

此病武当道教医药叫"火疖子",好发于夏秋季节,分为"珠疖""蝼蛄疖"之分。疖好发于面部,症状反应剧烈,病变发展快,后果严重的称之为疔。其实疖与疔只是症状反映轻重程度的区别,症状轻的叫疖,症状重者叫疔。

一、病因病机

夏秋气候酷热干燥,感受暑毒而成。或因天热时汗泄不畅,暑湿阻于肌肤,而引起痱子,复经搔痒,破伤染毒,即可形成疖病。

二、辨证要点

1.本病发于夏秋之间,患者以小儿及新产妇占多数。

2.发病部位以头面最多,少则几个,多则几十个不等。

3.初起局部皮肤潮红,次日肿痛,结块高突,呈圆形或椭圆形,2～3天成脓,溃后脓出黄稠,再经2～3天即能收口。另一种先有黄、白色脓头,自行破溃,出脓即愈。

4.若瘙痒因痱子而引起的,多密集成群,簇在一起,俗称珠疖。

5.轻者无全身症状。重者及珠疖可有寒热,头痛,口苦舌干,便秘溲赤,脉数苔黄等。

6.患在头部,若因过分挤压,或跌仆碰伤后,往往可以导致毒散,转成疔疮,或突发高热及风疹块。

7.患于头顶、枕部的,如脓不早泄,或引流不畅,脓水蓄积,均能导致头皮窜空,转成蝼蛄疖。

8.如脓水浸淫,可并发湿疹。

三、施治方法

（一）内治

1.清暑利湿:

方药:鲜藿香、佩兰、青蒿、丹皮、银花、连翘、赤芍、茯苓皮、生甘草。

加减法,热毒甚者,加黄连、黄芩、生山栀;小溲短赤者,加车前子、六一散(成药)。

2.六神丸(成药),成人30粒,分3次吞服,儿童减半,婴儿服1/3。

3.银花、鲜藿香、鲜藿兰、菊花、生甘草,煎汤代茶。

4.清解片(成药)成人服15～30片,分3次吞服,儿童减半,婴儿服1/3。

（二）外治法

1.初期:用千捶膏盖贴;或金黄散;玉露散,用金银花露或菊花露调成糊状,敷于患处;或三黄洗剂外搽。珠疖宜青黛用麻油调敷。

2.脓成:切开排脓。

3.溃后:用独一丹掺太乙膏盖贴,每日换2～3次。

4.并发湿疹者,用青黛散麻油调敷。

5.转成疔疮及蝼蛄疖者,按"颜面疔""蝼蛄疖"

治疗。

四、护理与预防

1.注意个人卫生,勤洗澡,勤理发,勤修指甲,勤换衣服,衣服宜宽畅。

2.不宜自行挤压。防止碰伤。

3.箍围敷药干燥时,宜随时湿润。

4.多饮清凉饮料,如金银花露、地骨皮露或绿豆米仁汤。

5.平时少吃辛辣烧烤助火之物。

蝼蛄疖(蟮拱头)

一、病因病机

多由暑疖治疗不当,或护理不慎等引起,并与体虚有关。

二、辨证要点

1.一种是疮形肿势虽小,而根脚坚硬,溃后脓出不畅,而坚硬不退,愈后还会复发,往往一处未愈,他处又生。

2.一种是疮肿大如梅李,相连3~5枚,溃破出脓,不易愈合,日久头皮窜空,色呈紫褐。

3.皮厚且硬的较重,头皮窜空的较轻。日久失治,可损及颅骨,必待死骨脱出,才能收口。

4.一般无全身症状,有的伴有形瘦神疲、纳呆便溏等体虚征象。

三、施治方法

(一)内治法

一般不需内治。如体虚者宜健脾养阴,两仪膏每日

30～60g,开水冲服,或以山药粉10g,和大米内煮粥吃,并加牛肉汁佐餐。

(二)外治

1.扩创手术:将相互串通的空壳作十字形剪开,如遇出血,可用缚扎法,以压迫止血。

2.用太乙膏掺独一丹外贴,1日换2～3次。脓尽改用生肌散收口。

3.有死骨者,待松动时可用镊子钳出。

多发性疖病

一、病因病机

由于内郁湿火,外感风邪,蕴阻于皮肤而成;或禀赋不耐之体,因感受沥青之毒,加之日光热毒,结聚于皮肤而生。

二、辨证要点

1.不分季节,均可发病。

2.病程可缠绵数月,甚至数年。

3.风火湿热型:

(1)好发于项后、背部、臀部。多见于20～40岁的青壮年。

(2)局部症状同一般性疖,但其发病情况:一种是在一定的部位,即在原发病变处及其附近,继续衍生,缠绵不休,如星状罗布,少则几个,多则数十个不等。一种是在身体各处,散发疖肿,其数目由几个到十数个不等,一处将愈,他处续发,亦有间隔旬日或月余再续发的。

4.沥青热毒型:

（1）有经常接触沥青职业史，如建筑工人，炼钢制砖工人等。

（2）常限局于头面部。

（3）初起局部皮肤干燥粗糙，并起粉刺样棕黑色丘疹，继而结块成无头疖肿，压之疼痛，并有一定的硬度，不易自溃，可新旧交替延生，往往停止接触沥青数月后，才会痊愈。

三、类证鉴别

（一）暑疖

多发生在夏秋季节，虽亦有多发于头面或簇生在一起，但无反复发作情况，患者以小儿、新产妇占多数。

（二）有头疽

溃后状如蜂窝，肿块范围常超过12cm，初起即有明显全身症状。

四、施治方法

（一）内治

1.风火湿热型：祛风清热利湿。

方药：防风、薄荷、连翘、赤芍、生山栀、生石膏、黄芩、生大黄、泽泻、滑石30g，生甘草3g。

2.沥青热毒型：清热解毒。

方药：黄连、黄芩、生山栀、鲜生地、赤芍、丹皮、蒲公英、车前子、生甘草。

加减法：便秘加元明粉、生大黄；小便不利加赤茯苓、萆薢。

3.均可常服三黄丸，每日10g，分2次吞服，或胆豆丸

3粒,每日2次吞服,或蒲公英、大青叶、车前子、生甘草,煎服。

(二)外治法

用千捶膏外贴或三黄洗剂外搽。

五、护理与预防

1.忌食辛辣、鱼腥发物。

2.经常保持局部皮肤清洁,患在头部的宜勤理发,背臀部的宜勤洗澡,勤换衣,并在病灶周围用75%酒精涂擦。

3.尽量少用油膏类药物敷贴。

4.感受沥青而发生者,参阅"沥青疮"。

第二节 疔疮病证治

疔疮在武当道教医药属危险性较大的疾病,因其变化较快,容易"走黄",故有"走马看疔疮之说",因此对于疔疮的治疗要格外小心。

颜面部疔疮

一、病因病机

总由火热之毒为病。其毒或从内发,或由外感染毒邪所得,蕴蒸肌肤,以致气血凝滞而成。

1.恣食膏粱厚味,醇酒辛辣炙烤,以致脏腑蕴热,火毒结聚。

2.感受四时不正之气(火热之气),郁于肌肤。

3.昆虫咬伤,复经瘙痒抓,破损染毒。

二、辨证要点

1. 多发于额前、颧、颊、鼻、口唇等部。

2. 初期：开始在皮肤上有一粟米样疮头，或痒或麻，以后渐渐红肿热痛，肿块范围 6cm 以上，顶突根深坚硬。

3. 中期：3～5 日间，肿势逐渐增大，四周浸润明显，疼痛加剧，脓头出现。

4. 后期：5～7 日间，顶高根软溃脓，疗根随脓外出，旋即肿消痛止而愈。

5. 轻者无全身不适。重者初期可伴有恶寒发热；中期伴有发热口渴，便秘溲赤，苔黄腻，脉实数；后期一般随局部症状减轻而消失。

6. 病程一般 7～10 天。

7. 凡生在鼻翼、上唇部的疗疮，若因处理不当，强力挤压碰伤，最易引起走黄，并发流注、附骨疽等证。

三、类证鉴别

（一）疖

虽亦好发于颜面，但红肿范围不超过 3cm，无明显根脚，一般无全身症状。

（二）有头疽

虽初起亦有粟米样疮头，但逐渐形成多头和蜂窝状；红肿范围往往超过 6cm；多发于项背部肌肉丰厚之处；发展较慢，病程较长。

四、施治方法

（一）内治法

清热解毒为主，五味消毒饮或黄连解毒汤加减。

方药:紫地丁、野菊花、半枝莲、银花、连翘、赤芍、丹皮、鲜生地、黄芩、草河车、生甘草。

加减法:恶寒发热,毒盛肿甚,加黄连 10g、大青叶 20g;壮热口渴,加竹叶 6g,生石膏 30g(打碎),生山栀 15g;大便秘结,加生大黄 10g(后下),元明粉 10g(分冲);不易出脓,加皂角刺 10g。

并发走黄或流注、附骨疽,参照有关各症治疗。

(二)外治法

1.初期:宜箍毒消肿,用玉露散或千捶膏敷贴。

2.中期:宜提脓祛腐,用九一丹、二宝丹并药制苍耳子虫放于疮顶部,再用玉露膏或千捶膏敷贴。如脓出不爽,并用药线引流。

3.后期:脓尽新生,宜生肌收口,用生肌散,以太乙膏或红油膏盖贴。

4.挑治疗法:局部严格消毒,用三棱针刺或挑治大椎穴,出血为度。

5.委中穴放血法:局部严格消毒,用三棱针点刺委中穴的青筋,以出血为度。

五、护理

1.有全身症状的,宜卧床休息。

2.忌内服发散药。

3.忌灸法、早期切开及针挑。

4.忌挤脓,防止跌跤碰伤患部。

5.忌食烟酒、辛辣、鱼肉等。

6.忌房事和忿怒。

手足部疔疮

一、病因病机

由脏腑火毒凝结而成。其诱因常为外伤,如针尖、竹、木、鱼骨刺伤,昆虫咬伤等,从而感染毒气,阻于皮肉之间,留于经络之中,引起本病。

二、辨证要点

1.初期:起始时,局部无头者较多,有头者较少,或痒或麻,继则焮热疼痛,有的红肿明显,有的红肿并不明显。

2.中期:肿势逐渐扩大,红热显著,疼痛剧烈而呈搏动性。患在手部的可引起肘部或腋部淋巴结肿大核;足部的可在腹股沟部出现淋巴结肿大核。如患处中软而应指的,是内已成脓。

3.后期:一般脓出黄稠,逐渐肿消痛止,趋向痊愈。

4.随病情发展,可相应出现恶寒发热、饮食减少和睡眠不安等。

5.患在指尖、罗纹及骨节处的,最易损筋伤骨,1～2周成脓。若溃后脓水臭秽,经久不尽,余肿不消者,多是损骨的征象,必待取出死骨后,方能收口,病程2月左右。

6.患在手丫、足丫、指(趾)甲旁及第二、三节中部的,5～7天成脓。溃后症状减轻,很少有损筋伤骨的情况。

7.患在指(趾)甲下,2～3月成脓,可在甲下透现一点或全部脓疱。溃后若脓毒浸淫范围小的,可迅速痊愈,但每因指甲积脓或胬肉突出,需剪除部分或全部指甲方愈。

8.患在手掌、足底的,肿胀可失去正常凹隐或稍凸出,肿势还可延及手足背面,1~2周成脓。因患处皮肤坚韧,虽已成脓,不易向外透出。亦有损伤筋骨的可能。

9.凡手足部疔疮,一般7天左右成脓者为轻,14天不成脓,肿势延及手臂或小腿者为重,可因损伤筋骨,影响屈伸功能,甚至有合并走黄的危险。

10.用手电灯透光检查指(趾)部,如指(趾)部上面有深黑色的阴影者,为已成脓,如清晰鲜红,则尚未化脓。

11.用药线或探针检查疮孔时,如触及粗糙的骨质,为损骨之象,需要时可作X线摄片检查。

三、施治方法

(一)内治法

参照"颜面部疔疮"。

(二)外治法

1.初期:宜消肿止痛,用玉露膏或金黄膏掺八将丹敷贴。若生于指尖、罗纹处,肿痛剧烈,指头皮硬者,可用鸡子清调八将丹倒入猪胆内套之,1日1换。

2.脓成:宜切开排脓,尽可能循经直开,并应在指(趾)端的侧面切开,若甲下成脓,应从甲旁挑破;手掌、足底显有白点者,应先修去厚皮,再挑破脓头。

3.溃后:如甲下积脓,胬肉突出,则须剪去已溃空的部分或全部指(趾)甲;如有死骨存在,则须用镊子钳出死骨。其他可参照"颜面部疔疮。"

四、护理

1.手部疔疮忌持重物,应以三角巾悬吊。

2.生在掌部者,宜手背向上,使脓毒易于流出。

3.足部疔疮,忌多走,患足抬高约30度。

4.愈后影响屈伸功能者,当早期加以活动锻炼。

5.其他参照"颜面部疔疮"。

红丝疔

一、病因病机

多因于手足生疔,或由皮肤破损,感染毒气,以致毒流经脉,向上走窜而继发。

二、辨证要点

1.手足多有生疔或皮肤破损等病史。

2.好发于手臂前侧及小腿内侧。

3.先有红丝一条,由手臂或小腿迅速向躯干方向走窜,上肢停于肘部或腋部,下肢停于腘窝或胯间。肘、腋或腘窝、腹股沟部常有淋巴结核肿痛。

4.一般无全身不适,重者可有恶寒、发热、头痛、纳呆、周身无力、苔黄、脉数等。

5.红丝较细的,1～2日可愈,若红丝较粗,并向躯干蔓延者重。如伴有高热神昏,胸痛咳血,是为合并走黄之证。

三、施治方法

(一)内治法

1.参照"颜面部疔疮"。

2.并发走黄,按"疔疮走黄"治疗。

(二)外治法

1.局部皮肤消毒后,以刀针沿红丝行走途经,寸寸挑断,并用拇指和食指轻捏针孔周围皮肤,微令出血;或在红丝尽头挑断。挑断处均盖贴太乙膏,掺红灵丹。

四、护理

参照"手足部疔疮"

疫 疔

一、病因病机

感染疫死牛、马、猪、羊之毒(炭疽杆菌),阻于皮肤之间,以致血凝毒滞而成。

二、辨证要点

1.多见于畜牧业,屠宰或皮毛制革等工作者,如接触畜类或皮毛的农民、工人或兽医均可发生,有传染性。

2.接触后1~3天发病。

3.好发于头面、颈项、手、臂等暴露部位。

4.初起在皮肤上有一小红色斑丘疹。

5.第二日顶部变成水疱,内有淡黄色液体,周围肿胀,焮热;第三、四日,水疱很快干燥,形成暗红色或黑色坏死,并在坏死的周围,有成群的绿色小水疱,疮形如脐凹,很像牛痘,同时局部肿势散漫增剧,软绵无根,并有淋巴结核肿大。

6.后期1~2周,中央坏死与正常皮肤分离,流出少量脓液,而后肿势消退,坏死脱落,3~4周愈合。

7.本病自觉痒而不痛,是其特点。

8.初起可有轻度发热,继则发热逐渐增高,可达39℃以上。伴有头痛,骨楚,周身不适。

9.若局部肿势蔓延不止,壮热神昏,痰鸣喘急,脉细身冷,是合并走黄之征。

10.水疱内容物检查(涂片及培养),血液培养,可发现革兰氏阳性炭疽杆菌。

三、类证鉴别

（一）颜面疔疮

疮形如粟高突，红肿热痛，坚硬根深。

（二）丹毒

皮色鲜红，边缘清楚，焮热疼痛，发展期无疮形脐凹，常有反复发作史。

四、施治方法

（一）内治法

初、中期参照"颜面部疔疮"，后期若并发走黄，按"疔疮走黄"治疗。

（二）外治法

1. 初期：宜消肿止痛解毒，且玉露膏掺蟾酥合剂，或九一丹外敷。

2. 后期：腐肉未脱，改掺10%蟾酥合剂或五五丹。腐脱新生掺生肌散。

五、护理与预防

1. 隔离患者，病人所用敷料均应烧毁，所用器械必须严格消毒。

2. 加强屠宰管理，及早发现病畜，予以隔离或杀死。死畜须加深掩埋或烧毁。

3. 发现疫疔患者接触过的牛、羊毛或猪鬃，进行蒸气消毒，皮革可用盐酸及食盐水泡浸消毒。

4. 制造皮革和羊毛工人，在工作时应该用橡皮手套、口罩及围巾保护。

烂 疔

一、病因病机

大都由于皮肉破损，接触泥土、脏衣等，加之湿热火毒内蕴，以致毒聚肌肤，气血凝滞，热胜肉腐而成。

二、辨证要点

1.发病前多有手足创伤和泥土、脏物等接触史。

2.多发于足部，偶尔见于手背、臂臑等部。

3.初起：皮肤破损的部位感觉胀痛，创口的周围皮肤呈暗红色，旋即迅速蔓延成一片，状如丹毒。

4.中期：1~2日后，灼热、肿胀、疼痛剧烈，皮肤上形成一个大水疱。破后流出淡棕色浆水，气味臭秽。此时肌肉大部分已腐坏，四周转为紫黑色，中心部有浅黄色死肌，疮面略带凹形，轻按患处可闻捻发音，重按可有污脓溢出，混以气疱。

5.后期：患处四周红肿消失，腐肉与正常皮肉分界明显，并在分界处流出稠脓者，为转机之象，自后腐肉大片脱落，疮面虽大，多能收口而愈。

6.初起即有高热（40~41℃）、寒战、头痛、神昏谵语，一昼夜后，虽身热略降，但仍有神识时昏时清，烦渴引饮，食欲不振，小便短赤，脉洪滑数，苔黄焦糙，舌质红绛等现象。

7.若肿势蔓延，腐烂不止，持续高热，神识昏迷，为合并走黄之征，可有生命危险。

8.局部脓液涂片检查，可发现很多革兰氏阳性杆菌和大量红细胞。

9.白细胞计数，增高达 15 000~20 000/mm³；红细胞计数,显著下降至 100～200/mm³;血红蛋白下降 30%～40%。

三、类证鉴别

腿部丹毒:常有反复发作史;局部皮色鲜红,边缘清楚,高出周围皮肤,压之能退色,一般无水疱,即有也为小水疱,破流黄水,肉色鲜红,很少有坏死现象。

四、施治方法

(一)内治法

凉血解毒,清热利湿,方以犀角地黄汤合黄连解毒汤、三妙丸加减。

方药:鲜生地、丹皮、赤芍、黄连、黄芩、生山栀、黄柏、防己、川牛膝、萆薢、生米仁、紫地丁、生甘草。

加减法:神昏谵语加犀角(另磨粉浓煎冲服),安宫牛黄丸 2 粒,分 2 次化服,或紫雪丹,分 3 次吞服,便秘加生大黄 15g(后下)。

(二)外治法

1. 初起用玉露膏外敷,如皮色紫黑,加掺蟾酥合剂。
2. 腐肉与正常皮肉分界明显,改掺 5%～10%蟾酥合剂或五五丹。
3. 腐肉脱落,掺生肌散、红油膏盖贴。

五、护理与预防

1. 必需执行消毒隔离。
2. 用过的敷料应该焚毁,换药用具应彻底灭菌。
3. 神志不清的病人,宜用鼻饲法。
4. 其他护理同"手足部疔疮"。

5.预防本病应加强宣教,使所有创伤病人,能及早接受创面的处理。

疔疮走黄

一、病因病机

由疔疮火毒炽盛,机体不克防御,以致疔毒走散,入于血分,内攻脏腑而成。其常见诱发因素,有下列几种:

1.早期失于治疗,未能及时控制毒势。

2.挤压、碰伤或过早切开,造成毒邪扩散。

3.误服辛热之药及酒、肉、鱼腥等,或艾灸疮头,更增火毒。

二、辨证要点

1.多先有疔疮病史,但以颜面疔疮、烂疔、疫疔合并走黄较为多见。

2.疮顶忽然陷黑无脓,肿势软漫,迅速向周围扩散,边界不清,失去护场,皮色由焮红转为暗红。

3.全身有寒战,高热(多在39℃以上),头痛,烦躁,胸闷,四肢酸软无力,舌质红绛,苔多黄糙,脉洪数或弦滑数。或伴有恶心、呕吐,口渴喜饮,便秘腹胀或腹泻;或伴有咳嗽,气喘,胁痛,痰血。病情严重者,更有神志昏迷,谵语,或发痉、发厥等症状。

4.皮肤上可有瘀斑、瘀点、风疹块、黄疸等。

5.可有流注、附骨疽、肺痈等并发症。

6.白血细胞总数在 15000/mm³ 左右,中性白血细胞在80%以上。

7.血培养多有细菌生长。

三、施治方法

（一）内治法

1.凉血清热解毒，方以五味消毒饮、黄连解毒汤、犀角地黄汤三方合并加减。

方药：鲜生地、紫地丁、野菊花、银花、半枝莲、草河车、连翘、赤芍、丹皮、黄连、生甘草。

加减法：神志昏迷加紫雪丹 6g，分 3 次吞服，或安宫牛黄丸 2 粒，分 2 次化服；咳嗽痰血加象贝母、天花粉、藕节炭、鲜茅根；咳喘另加鲜竹沥 10～20ml（炖温冲服）；大便溏泄加地榆炭 3g，黄芩炭 3g，银花改用银花炭；大便秘结，苔黄腻，脉滑数有力，加生大黄 10g（后下），元明粉 10g（分冲）；呕吐口渴加竹叶 6g，生石膏 15g（打碎），生山栀 10g；阴液损伤加鲜石斛 20g（先煎），玄参 10g，麦冬 10g；惊厥加羚羊角 1g（磨粉浓煎冲服），钩藤 15g（后下），龙齿 20g（先煎），茯神 10g；并发黄疸加生大黄 10g（后下），生山栀 10g，茵陈 20g。

2.并发流注、附骨疽、肺痈，参照各症治疗。

（二）外治法

一般参照原发病治法。

附注：疔疮走黄多数和现代医学所称的败血证相似，根据我们临证体会，这种有危险性的证候，请西医综合治疗和作必要的化验检查。

1.化验检查：

（1）脓液涂片加培养及抗菌素敏感度试验（青霉素、链霉素、金霉素、土霉素、四环素、氯霉素、合霉素、红霉素及磺胺类）。

（2）血培养及抗生素敏感度试验，最好隔天1次，直到阴性为止。

（3）尿常规测定。

（4）胁痛、痰血者，需胸部X线透视或摄片。

2.化学和抗生素疗法：选择药物应依细菌的种类及其对药物的敏感度而定。各种抗菌的剂量应较一般量稍大，必要时采用二种以上的药物。遇病情严重而致病菌未能确定时，可采用大量的联合疗法：金霉素（或其他广谱抗生素）每日2~3g，和青霉素每日80万单位，链霉素每日2g合用。待病原菌确定后，再改用适当的抗生素。

3.补液：按体重计算。一般成人每日用5%葡萄糖溶液1000ml加5%葡萄糖盐水1000ml静脉滴入。在5%葡萄糖溶液中，可加入维生素C1g。

4.输血：一般可用小剂量，100~200ml新鲜血，每周1~2次。

5.氧气吸入：在出现气急、发绀时使用。

四、护理

除一般按重病护理，绝对卧床休息，昏迷时按照昏迷常规处理外，还应当注意这样一些问题：

1.壮热恶寒无汗者，勿使袒露胸腹和当风受凉。

2.壮热不恶寒，头昏烦躁，气急脉数者，头部可用冰袋。

3.壮热汗多口渴，渴喜冷饮，可给芭蕉根汁或菊花叶汁加凉开水冲饮，或给以西瓜汁。

4. 饮食宜忌荤腥发物及甜腻之品，视病情酌给素流质、素半流质或素普食。

5. 局部换药应强调不能挤脓，务使创伤得到休息。有原发病灶的肢体予以固定。

第三节　痈疮证治

本病武当道教医药称作"有头疽"，亦有与"发"共同命名的，实为金黄色葡萄球菌所致的多个相邻的毛囊及其所属皮脂腺或汗腺的急性化脓性感染。一旦发病，病情较重，患糖尿病之体，尤为严重。因发病部位不同，中医又有"脑疽""发背""搭背""手足发背""少腹疽"等名称。

病因病机

本病多由外感风温、湿热，内有脏腑蕴毒，凝聚阻滞肌表，以致经络阻隔，营卫不和，气血凝滞而成。

辨证要点

1. 中老年人，尤以阴虚火炽、身体衰弱之人，或气血虚弱肥胖之体，或糖尿病患者多见。

2. 颈后，背部为好发部位。

3. 初起患处有多个粟粒样脓点，红肿范围较大，坚硬者隆起，疼痛剧烈，与正常组织界线不清。逐渐发展，肿胀范围越来越大，甚则过盈尺，剧痛难忍，随之表面形成多个脓栓，并由脓栓处腐烂、塌陷，周围组织紫红，僵硬，表现为火山口样疮面。不同于其他化脓感染性疾病的主要表现。

4. 常出现全身不适，食欲不佳，恶寒，或高热，寒战等全身感染性症状。

5.化验检查：白细胞计数及中性分类较高，同时应注意做糖尿病相关测定。

鉴别诊断

本病应与疖病、急性蜂窝组织炎、皮脂腺囊肿感染相鉴别。

1.疖病：疖与疖病只是发作数量不同，疖病可以是多个疖簇生，但可以分辨出每个疖都是孤立的。

2.急性蜂窝织炎早起往往不易鉴别，临床表现都是红肿热痛，与正常皮肤无明显界线。病情严重时病变中央区域容易发生坏死，无集中脓栓可作为明显的区别。

3.皮脂腺囊肿感染时，局部红肿热痛，范围可以较大，皮脂腺囊肿感染病人均有体表肿瘤的病史，感染为其继发体征。

施治方法

一、内治法

（一）火毒凝结证

主证：相当痈的初起，肿块色红高肿，灼热疼痛，根脚坚硬，中央有粟粒样脓头，脓液稠黄，伴有畏寒、发热、头痛，食欲不振，便秘溲赤，口渴喜饮，舌红，苔黄或薄黄，脉数有力。

治则：疏风清热，解毒消肿。

方药：仙方活命饮加减：银花20g、菊花15g、防风10g、白芷10g、山甲10g、皂刺10g、花粉15g、赤芍10g、生甘草10g。

（二）湿热壅滞证

主证：局部增大，红肿高突，灼热疼痛，根脚收束，脓出稠厚或脓栓处腐烂，状如蜂窝，全身壮热，朝轻暮重，伴胸闷呕恶，腹胀纳呆，舌质红，苔白腻或黄腻，脉濡数。

治则：清热利湿，益气脱腐。

方药：托里透脓汤加减：金银花20g、地丁15g、茯苓10g、当归10g、山甲10g、皂刺10g、龙葵15g、生黄芪10g、升麻10g、白芷10g、生薏仁30g。

（三）阴虚火炽证

主证：多见于老年人伴有消渴病史者，疮色紫暗，肿热平塌，疼痛剧烈，腐肉难脱，溃后脓血稀少或脓液先稠后稀，壮热口渴，便秘溲赤，舌红苔黄或黄燥，脉细数或弦数。

治则：养阴清热，凉血解毒。

方药：四妙勇安汤加减：当归15g、玄参30g、银花20g、生甘草10g、生首乌30g、蚤休15g、皂刺10g、花粉15g、丹皮10g。

（四）气虚毒滞证

主证：疮面肿胀木痛，腐肉不化，新皮难生，肉芽水肿，脓水清稀，疮色灰暗不泽，面色苍白，身倦无力，舌淡苔白腻，脉细或细数。

治则：调补气血，扶正托毒。

方药：托里透毒散加减：当归15g、党参20g、白术15g、茯苓20g、生芪30g、银花20g、川芎10g、鸡血藤15g、生甘草10g。

二、外治法

1.初起，取朴硝200g，开水冲溶后热敷，日2～3次，二三天后无明显改善,用金黄散与仙人掌(去刺、皮)捣泥贴敷。保持外用药呈潮湿状态为度,以使毒邪聚结集中。

2.成脓:病灶中央有脓栓形成,使用三仙丹药捻插入坏死区,外面再敷金黄膏。

已化脓有波动,或脓液蓄积难出者,须立即作"十字"或"++""+++"形切开,切开深度达脓腔基底,切口必须够大,引流一定要通畅。

3.收口期:疮口有腐肉难脱,或腐肉高突,用平胬散。剪除腐肉,敷撒九一丹、八二丹。疮口有腔或形成袋脓时用垫棉法,如系切口过小,应扩大创口。

三、单验方疗法

1.鲜菊花叶适量,加红糖少许捣泥,外敷。

2.鲜蒲公英 60g 煎泡,冷敷患处。

3.芦荟酒外搽,芦荟 30g,白酒 100ml,浸泡后外搽患处,每日 3~4 次。

四、针灸疗法

1.围针疗法:由病灶四周围针斜刺,留针少时,每日1次。

2. 病灶中央坏死区域,置艾绒捏成同等大小塔形艾炷,直接灸或隔鲜姜片灸,每次 3 壮。

五、手术疗法

成脓后必须手术。方法得当,可缩短疗程。切开时必须注意切口够大够深,消灭死腔,以利充分引流,并不断以刀代药助其脱腐,促其新生肉芽生长。

六、其他疗法

1.火照法:用面粉和匀后做成片状,围成筒形,围于坏死区边缘,固定好后,内放麻油,做捻放其中点燃,即有热疗作用,又有艾油解毒功效。

2.阳气不足时,可配合神灯照法或桑柴火烘法。

护理预防

1.注意个人卫生,保持皮肤清洁。

2.经常参加户外活动,增强体质,防止病邪侵袭。

3.病灶外不得捏挤、按搓。

4.外敷药物应大于病灶范围,并保持药物含水程度。

5.疮口周围皮肤保持清洁,预防湿疮。

6.忌食辛辣、荤腥食物,饮食宜清淡,多饮白开水。

7.配合输液疗法,做细菌培养及药敏,用足量抗生素。

8.糖尿病患者,需积极治疗糖尿病。

第四节 急性蜂窝组织炎证治

急性蜂窝组织炎是溶血性链球菌或葡萄球菌侵入皮下、筋膜下或深疏松结缔组织,造成相应部位的急性弥漫性化脓性感染。其中包括急性化脓性淋巴结炎、脐窝炎等病症,均属武当道教医药"痈"范畴。痈有"外痈""内痈"之分。因发病部位不同,又有许多命名,外痈如"颈痈""锁喉痈""脐痈""腹皮痈""囊痈""子痈""臀痈""肛痈"等。是外科常见多发疾患。内痈因病发脏腑,与外痈在病因、证治方面又有不同,以下仅就外痈论述。

病因病机

多因外感风温风热,或过食膏粱厚味,肝胃火毒上攻,或因房室劳伤,肌肤受损,继发染毒,导致气血运行失常,经络阻隔,蕴结肌肤之间而成。

临床症状

1.病灶浮浅,光软无头,红肿疼痛,无明显界限。
2.发病迅速,痛如鸡啄。易于成脓,溃后脓去,容易收敛。
3.由产生气体的细菌感染者,可出现捻发音。
4.重者恶寒发热、头身疼痛、活动受限。
5.身体任何部位均可发病。
6.实验室检查,血白细胞增高,中性粒细胞增高。

辨证要点

痈类较多,因发病部位不同,临床表现各异,应与不同类症相区别,如颈痈应与痄腮相鉴别,足背痈应与丹毒相鉴别,子痈应与子痰相鉴别。一般痈易肿,易化脓,易敛,不损伤筋骨,极少造成陷症,临床较易鉴别。

施治方法

一、内治法

(一)火毒热结证

主证:患处肿胀不适,皮薄,光软无头,表皮焮红,灼热疼痛,很快成脓,多伴有发热、头痛、口渴泛恶,舌质红,舌苔黄腻,脉象弦滑或弦数。

治则:清热解毒,行气活血。

方药:五味消毒饮加减:银花20g、连翘10g、野菊花10g、防风12g、白芷10g、蚤休30g、穿山甲10g、乳没各10g、生甘草10g。

(二)风热夹痰证

主证:痈发颈后,患处结块,皮色不变,肿胀不适,逐渐高突,迅速皮色转红,灼热疼痛,按之中软,溃后脓出黄稠,伴恶寒发热、头痛、咳嗽、口干、便结,舌质淡红,舌苔薄黄,脉弦滑。

治则:散风清热,解毒化痰。

方药:牛蒡解肌汤加减:牛蒡子12g、金银花15g、荆芥10g、山栀10g、土贝母10g、夏枯草10g、黄芩10g、皂刺10g、生甘草10g。

(三)肝脾火郁证

主证:痛发躯干,患处暴肿,皮色焮红,灼热疼痛,痛引肩前,牵及两胁,溃后脓出黄稠,伴发热恶寒,口苦咽干,疲乏纳呆,舌质红,苔黄燥,脉弦数。

治则:清肝解郁,消肿化毒。

方药:柴胡清肝汤加减:柴胡5g、当归10g、牛蒡子12g、金银花20g、山栀10g、黄芩10g、皂刺10g、厚朴10g、生甘草10g。

(四)湿热下注证

主证:多见于下肢、股部、腘窝、小腿、膝、足背等处。初起,木硬疼痛,皮肤发红或焮红光亮。逐渐疼痛加剧,肿胀明显,周界不清,溃后脓出黄稠,痛彻筋骨,水肿难消,周身倦怠。舌淡红,苔薄黄或黄腻,脉滑数。

治则:清热利湿,活血解毒。

方药:萆薢渗湿汤加减:萆薢15g、生薏仁30g、黄柏10g、白术10g、蒲公英30g、茯苓10g、防己10g、赤芍10g、皂刺10g。

二、外治法

1.消炎解毒:初起红肿时外涂金黄膏,或金黄散与七厘散混合调敷。

2. 祛腐提脓：脓去不净或腐肉不脱，选用九一丹、五五丹等。

3. 促愈生肌：腐肉脱净后，可选用生肌散、生肌玉红膏外用。

三、单验方疗法

1. 朴硝100～200g，开水冲溶湿敷。

2. 鲜芦荟、仙人掌（去皮、刺）、鲜马齿苋适量，捣泥敷贴。内加少许冰片，取之镇痛功效，更为有效。

四、灸法

初起不红不热，用艾炷灸疮顶，以知为度，每日1次。

五、手术疗法

痈，阳证居多，发病迅速，极易化脓，应及时以刀代药，切开排脓，注意切口方向，要有利引流，还要注意切口必须够大，引流一定畅通，要消灭死腔。

六、其他疗法

病情严重者，应请西医配合治疗，配合应用抗生素、输液等，并及时做细菌培养及药敏试验，以选用最有效的抗生素。

护理预防

1. 勤洗澡，勤换衣，保持皮肤清洁。

2. 疮面禁忌捏挤，痈患四肢者，应注意抬高肢体。

3. 忌食辛辣、腥荤食物，饮食宜清淡。

4. 注意锻炼身体，增强机体抗病能力。

第五节　疽病证治

武当道教医药外科所说的"疽",即"疽者,沮也"。气血为毒邪所阻滞不行,或因情志内伤,招致正气不足、气血亏损,郁结于内易发此病。在武当道教医药外科中,"疽"是一种比较严重的病症。在八纲辨证上多属阴证、虚证、里证、寒证。

现代医学的化脓性骨髓炎是由化脓性细菌所引起的骨组织感染,初起无头,是发于骨骼及关节的无头疽。因疽毒深沉且附筋着骨,推之不移,因此武当道教医药称此病为"附骨疽"。本病有急、慢性之分。根据发病部位不同,又有"骨痛疽""贴骨疽""多骨疽""朽骨疽""咬骨疽"等多种名称。

病因病机

本病的发生多缘正虚邪实,外感风、寒、湿邪,失治误治,或病后余毒,或跌打损伤,以致经络阻塞,瘀血化热,凝滞筋脉,蕴蒸骨骼为患。

辨证要点

1. 青少年及儿童易患。

2. 好发于四肢骨干,以下肢为多见。

3. 常有明显化脓性病灶存在或创伤史。

4. 急性者初起即有寒战、高热、头痛、头晕甚至神昏谵语等败血症症状。

5. 患肢拒动、肿胀,皮肤焮红灼热,深压疼痛,痛彻筋骨,活动受限,动则痛甚。

6. 肿胀加重,高热不退,局部变软,溃后脓出黄稠。骨膜穿刺可确诊成脓与否。

7. 溃破后,脓水淋漓,疮口不收,致窦道形成而转为慢性。

8. 实验室检查,急性期血白细胞总数及中性粒细胞明显增高,血培养阳性,血沉加快。

9. X线片检查,发病2周显示骨骺端模糊,骨质疏软,轻度骨膜反应,3周后出现骨质吸收、破坏,骨膜增厚,阴影密度增高。

10. 红外线热像仪或核素扫描、B超等有助早期诊断深部脓肿的形成。

鉴别诊断

1. 急性蜂窝织炎(痈)临床表现红肿高起,焮热疼痛,周围界线清楚,未成脓之前无疮头而易消散,压痛软浅,全身中毒症状不太严重。

2. 软组织深部脓肿(流注)局部炎症与全身中毒症状不明显,多发于肌肉深处,呈结块或漫肿。

3. 骨与关节结核(流痰)起病缓慢,患处肿胀,缓慢化脓,溃后不易收口或形成瘘管。有肺结核或淋巴结核,或胸膜、腹膜结核,或邻近组织的结核病灶直接侵及骨关节。并有慢性、长期低热的发病过程。

施治方法

一、内治法

(一)湿热瘀阻证

主证:病初起,寒战高热,患处疼痛彻骨,活动受限,继则肿胀,发热微红,局部灼热,明显压痛和患处叩击痛。

治则:清热化湿,活瘀通络。

方药:方选五神汤加减:金银花 20g、地丁 15g、茯苓 10g、蚤休 15g、萆薢 15g、丹皮 15g、连翘 10g、牛膝 30g、车前子 10g。

(二)热毒炽盛证

主证:起病 1~2 周后,高热不减,局部肿胀红赤,疼痛剧烈,灼热且有波动感,甚则神昏谵语,舌质红,舌苔黄腻,脉洪数。

治则:清热解毒,溃脓托毒。

方药:透脓散加减:生黄芪 20g、当归 10g、川芎 10g、山甲 10g、皂刺 10g、赤芍 10g、地丁 15g、连翘 10g、生甘草 10g。

3.脓毒蚀骨证

主证:溃脓 3~4 周后,脓出不尽,皮色紫暗,疮口凹陷,稀脓淋漓,窦道形成。探针检查可触及粗糙死骨。全身疲乏,纳呆食少,舌淡,舌苔薄白,脉细无力。

治则:调补气血,托毒生肌。

方药:四物汤与阳和汤加减:熟地 15g、当归 10g、白芍 10g、生黄芪 30g、白芥子 10g、鹿角胶 10g、白芷 10g、茯苓 10g、生甘草 10g。

二、外治法

1.初起:红肿疼痛时用金黄散、冲和膏、玉露散蜜调外敷。

2.溃后:窦道形成,用五五丹药捻或独一丹药捻,托脓祛腐。

3.创面干净,用生肌散、白玉膏外敷。

4.药线疗法:此法适用于脓毒蚀骨证:①严格消毒患

处，在局部麻醉或神经阻滞麻醉进行手术。用球头银质探针由甲孔探入，由乙孔穿出。用药线系在探针一头，由甲孔或乙孔拉出探针均可，留药线在甲、乙两孔的空腔内，将药线在两孔中间打结，并慢慢系紧药线，以药线的切割力缓慢地将其两孔间空腔皮肤切开。用独一丹或三仙丹药捻插入空腔内去净腐肉后，换生肌散或生肌膏收口。若有死骨，待空腔切开后，取出死骨，再插药捻祛腐肉，生新肌。若患处只有甲孔，没有乙孔，可用探针沿空腔向距体表较近探查，在距体表最近处，做一个人工乙孔。将药线系在甲孔处的探针球头部，药线系紧后，将探针由乙孔拉出，将药线留在病灶的空腔内，在甲孔与乙孔中间，将药线打活结系紧。慢慢地切开皮下组织及皮肤，用独一丹或三仙丹药捻去净腐肉，用生肌散或生肌膏生肌收口。注：采用药线疗法，要根据患者身体具体情况设计适宜的治疗方案。体壮者：一次可以处理1～3个空腔，体弱者，一次只能处理一个空腔，待一处痊愈后，再处理其他病灶。对体壮者，结扎药线的节可以系紧一些，这样可以缩短疗程，但痛苦稍大些，对体弱者，药线每次可系松一些，这样疗程会长些，可是痛苦确小一些。

三、单验方疗法

西黄丸或小金丹，研细调涂患处。

四、手术疗法

1.成脓后宜早期切开引流，切口要够大，要有利引流（急性发作期只能作引流，不可作根治性手术）。

2.骨膜下脓肿形成，可行骨皮质钻孔直达髓腔，保持脓肿引流通畅。

3.单纯死骨切除：适用小型死骨，切除死骨和肉芽组织后，在全身和局部抗生素控制下可一期缝合。

4.截肢术：经久不愈的慢性骨髓炎，周围皮肤疑有恶变，长期慢性消耗，病员较衰弱，可考虑行截肢术。

还有碟形手术、带蒂肌瓣填塞法、病骨截除术、骨腔植骨术等，根据病情，施以不同的方法。

五、其他疗法

1.早期，大剂量及有效抗生素联合使用。

2.加强支持疗法，维持水、电解质平衡，纠正酸中毒，间断少量输血。

3.抬高患肢，并制动，可用皮肤牵引以防止肌痉挛和关节畸形，减轻疼痛。也可用石膏托固定，防止病理性骨折、骨骺分离和关节脱位。

护理预防

1.加强营养，忌油腻、辛辣、鱼腥发物。

2.注意休息，减少不必要能量消耗。

3.急性期，肢体制动。

4.积极医治皮肤破损及各种感染。

第六节　环跳疽证治

此病相当于现代医药的化脓性髋关节炎，是指化脓性细菌经血源性传播而感染，最常见的致病菌为金黄色葡萄球菌。多发生于髋、膝关节，其次为肘、肩、踝关节。化脓性髋关节炎相当于武当道教医药的"环跳疽""缩脚疽"。

因发病于不同部位,又有"肩中疽""肘疽""踝疽"等,均为关节间的急性化脓性疾病,属"骨疽"范畴。

病因病机

其病因多缘跌仆损伤,或气血虚弱,复感风、寒、湿邪,或湿热余毒,留于筋骨或骨关节,气血凝滞,蕴而化热,内转于骨而发病。

辨证要点

1. 多见于儿童、婴儿,青少年次之。

2. 发病部位常见髋关节、膝关节以及肘、肩、踝关节。

3. 急性发病,高热、寒战,全身症状严重。

4. 初起漫肿,疼痛不剧烈,肢体关节及受累关节活动受限。逐渐关节剧痛,局部明显红、肿、热、压痛,关节积液明显,并可出现放射性疼痛。肌肉痉挛,关节屈曲挛缩,以致发生病理性半脱位或脱位。

5. 溃脓后可形成窦道,经久不愈。可演变为慢性化脓关节炎。

6. 新生儿症状多不明显,如有躁动不安,啼哭不止,以及原因不明的患肢肌痉挛不能活动,应引起高度注意。

7. 血白细胞计数增高。

8. X线片:示软组织密度增加,关节间隙增宽,严重者有骨组织病变或死骨形成。

9. 关节腔穿刺和关节液检查对早期确诊很有价值。

10. 关节镜检查及活检可明确诊断。

鉴别诊断

一、关节结核

为慢性进行性破坏病变，发病较急的关节结核与发病缓慢的化脓性关节炎有时不易鉴别，关节结核一般有肺结核病史，病程长，发病不剧烈，俗称"白色瘤"，关节液检查结果可区别。

二、类风湿性关节炎

一般为双侧对称性多关节病变，血沉快，类风湿因子阳性，抗"O"增高，关节呈骨性强直。

三、急性化脓性骨髓炎

全身症状相似，病变以骨骺端为主，有局部压痛和肿胀，关节活动一般不受影响。两者可相互侵犯，或同时并存。

四、小儿一过性滑膜炎

全身情况好，体温稍高，髋部疼痛及跛行，肌肉痉挛以及髋关节屈曲畸形。局部压痛不明显，血沉正常，白细胞计数正常。

五、损伤性关节病

多有外伤史，活动时症状加重。

施治方法

一、内治法

（一）湿热瘀阻证（初期）

主证：髋部筋骨隐痛，皮色不变，继则臀部外突，两侧下肢外翻，不得屈伸，活动受限，发热、恶寒、头身疼痛，疲乏无力，舌淡红，舌苔黄腻，脉滑数。

治则：清化湿热，行瘀通络。

方药：五神汤与二妙散加减：金银花30g、地丁15g、茯苓10g、黄柏10g、苍术10g、赤芍10g、制乳没各10g、丹参

25g、王不留行15g、牛膝10g。

(二)毒热内蕴证(化脓期)

主证:髋关节漫肿至腰胯,下及大腿,皮肤焮热红肿,关节不得屈伸,跳痛剧烈,壮热不退,甚则寒战,神昏谵语,舌质红,舌苔黄燥,脉洪数。

治则:清热化湿,和营解毒。

方药:黄连解毒合透脓散加减:生黄芪20g、当归10g、黄连4g、金银花20g、丹皮15g、栀子10g、黄芩10g、山甲10g、皂刺10g、赤芍10g。

(三)气血两虚证(溃后期)

主证:疽毒溃破,疮口久不愈合,内有损骨,外有窦道,脓水清稀,面色苍白,气短懒言,舌质淡,舌苔薄,脉细无力。

治则:治宜益气,养血、化湿。

方药:阳和汤和四物汤加减:生黄芪30g、党参20g、当归15g、熟地10g、赤芍10g、肉桂5g、白芥子10g、鹿角胶10g、川芎10g、杜仲10g、生薏仁30g、茯苓10g。

笔者用师授的秘方治疗"附骨疽""环跳疽"包括"股骨头缺血性坏死"病例多人,均取得理想效果。原方没有方名,根据功效,自取方名为"真武益骨丹"。

方药:当归、熟地、白芍、枸杞、山萸肉、女贞子、桑葚子、黑芝麻、制首乌、菟丝子、沙苑子、补骨脂、胡桃肉、淮牛膝、覆盆子、炒杜仲、巴戟天、淫羊藿、黑豆、车前子、五味子、茯苓、泽泻、炒白术、山药、扁豆、豆卷、人参、谷芽、麦芽、鹿角胶、龟板胶、鱼鳔胶、莲须、地骨皮、猴骨。上药共 36 味,各 20g,分别如法炮制后,共研细末,炼蜜为丸,每丸含生药 6g,每次服 1 丸,每日 3 次用温盐水送服。

功用:补元气,暖丹田,补肾添精,壮骨补髓,健脾益胃,充实气血,通络活络。主治骨结核、骨髓炎、骨坏死、骨痂不生长等症。

二、外治法

1. 无皮肤焮热时,外用冲和膏和活血止痛散混合贴敷。

2. 微红漫肿时,先用蒜硝糊厚敷 1 小时后,换用金黄膏或玉露膏厚敷 12～24 小时,每日 1 次。

3. 溃后疮口紫陷者,以附子饼灸之。

三、针灸疗法

1. 体针:取穴:三阴交、委中、足三里,采用中强刺激手法。

2. 挑治:消毒后,以三棱针点刺委中穴,出血为度。

四、手术疗法

1. 成脓后宜早期切开引流,一是减少挑脓的疼痛,二是避免脓水浸淫筋骨。

2. 髋部肌肉丰厚,切开之口要够大,以利引流。

3. 疮口小而深,内有死骨不能排出者,须行手术扩疮摘除死骨。

五、其他疗法

1. 关节穿刺:对诊断与治疗都极需要,穿刺抽吸后,减少病灶内张力,可以减轻疼痛,同时亦减少蛋白分解酶对关节软骨的破坏。抽出液若为黏附稠脓液,可用盐水灌洗,还可向关节内注入抗生素。

2.关节镜灌洗术：可以在直视下，最大程度地反复灌洗关节腔，吸出关节内脓性渗出液等，减少有害物质对关节的作用。

护理预防

1.制动，初期即宜夹板固定或皮肤牵引，以减少疼痛，防止发生畸形。

2.外伤所致伤口，应及时清创处置。

3.疮口周围皮肤保持清洁。

4.高热病人及时多饮白开水，并应卧床休息。

5.恢复期加强功能锻炼，保持肢体功能。

6.忌食辛辣、鱼腥发物。

第七节 骨关节结核证治

骨关节结核相当于武当道教医药的"爬骨流痰"，它是结核杆菌由原发病灶经血流或淋巴侵入骨与关节附近或较远的空隙，继发骨关节慢性感染病灶而形成脓肿。约95%的患者有肺结核史。因脓肿破溃后脓汁稀薄如痰，故武当道教医药亦称流痰。又称"骨痨""疮痨"或"穿骨流注"，还有"龟背痰""肾俞痰""附骨痰""鹤膝痰""穿拐痰"等多种名称。

病因病机

本病多由于先天不足，肝肾亏损，筋骨失养，骨髓空虚，后天失调，脾肾虚弱，风寒湿之邪得以乘之，流注于筋骨关节而成。

辨证要点

1. 多发于青少年和儿童,大部分患者有肺结核或结核病接触史。

2. 早期全身症状不明显,仅感病变关节略有酸胀、疼痛,伴有低热、颧红、盗汗、纳呆。

3. 病变关节逐渐膨隆、饱满、疼痛,皮色不变,活动不利,动则疼痛加剧,肌肉痉挛或萎缩。

4. 数月或经年以后,病变骨或关节附近出现寒性脓肿。溃后,脓水清稀,夹有败絮状物,破溃处往往形成窦道,不易收口,可出现消瘦、贫血。

5. 发病部位以脊椎为多,其次为髋、膝关节等处。

6. 结核活动期,血沉明显增快,结核菌素试验呈强阳性。

7. 脓肿形成后,穿刺可抽出干酪样坏死组织。

8. X线片早期显示骨质疏松、脱钙,甚至部分破坏,关节面模糊。稍晚期可见游离死骨。死骨吸收者,可见骨空洞。晚期关节间隙狭窄或消失。

9. 严重者可有病理性骨折、关节脱位、半脱位或畸形,脊椎结核病人常易并发截瘫。

10. CT 检查可协助诊断椎体、椎间盘、腰肌和椎管内以及髋关节内的病变与范围。

鉴别诊断

应注意与类风湿性关节炎、化脓性关节炎或化脓性骨髓炎、骨肿瘤相鉴别,脊椎结核还应与强直性脊柱炎相鉴别。

一、类风湿性关节炎

好发于青年女性,病变部位常以手、足小关节为主,如肘、腕、膝、踝关节等,血清类风湿因子试验可能为阳性。

二、化脓性关节炎或化脓性骨髓炎

一般起病急骤,全身急性中毒症状明显,可依靠细菌学和病理学检查予以鉴别。

三、骨肿瘤

不易鉴别,往往需要骨科医师、放射科医师和病理科医师共同努力,对高度可疑者可行活组织检查,切取部分病变组织及适量附近软组织作病理切片,以明确诊断。

四、强直性脊柱炎

主要以脊柱运动受限为主,是一种进展缓慢的潜行性疾病,典型病变是关节周围软组织的钙化和骨化。

施治方法

一、内治法

(一)阳虚痰凝证

主证:病变关节隐隐酸楚不适,外观无明显异常改变,或病变关节疼痛,活动障碍,动则痛甚,精神萎靡,面色无华,舌质淡,苔薄白,脉濡细。

治则:益气通络,温阳化痰。

方药:阳和汤加减:炙黄芪20g、熟地30g、鹿角胶10g、白芥子10g、茯苓10g、杜仲10g、川芎10g、肉桂5g、麻黄3g。

(二)阴虚内热证

主证:病变受累处渐渐漫肿,皮色微红,按之应指,疼痛加重,局部可形成脓肿,伴午后潮热,颧红,夜间盗汗,口燥咽干或咳嗽痰血,舌质红,少苔或薄黄苔,脉细数。

治则:滋阴清热,扶正托毒。

方药:清骨散加减:银柴胡15g、青蒿12g、秦艽10g、地骨皮10g、生炙芪各20g、金银花20g、知母10g、玄参10g、皂刺10g、山甲10g、炙鳖甲30g。

(三)肝肾亏虚证

主证:脓肿溃后,脓水清稀,夹有败絮,淋沥不尽,疮口内陷,形成窦道经久不愈。病在四肢关节者,患肢肌肉萎缩、畸形;病在颈、胸、腰椎者,则强直不遂或截瘫。形体消瘦,面色苍白,神疲乏力,自汗盗汗,舌质淡红,少苔,脉细数。

治则:补气养血,扶正托毒。

方药:八珍汤加减:人参10g、白术10g、当归20g、白芍15g、茯苓15g、熟地20g、生炙芪各30g、山甲10g、女贞子15g、炙甘草10g、补骨脂10g、枸杞子15g。

二、外治法

1. 初起:阳和解凝膏或回阳玉龙膏外敷。

2. 提脓祛腐:九一丹、五五丹、独一丹纱条。

3. 生肌:生肌散、珍珠散。

三、单验方疗法

1. 夏枯草膏内服。

2. 猪苦胆膏外涂。

3. 窦道内置守宫尾,脱腐引流。

四、灸法

病变初起及脓肿形成均可使用。病灶顶端，隔姜灸、隔蒜灸。亦可灸百会穴或病灶两旁各取1.5寸之相应穴位，艾灸。日3～5壮。

五、手术疗法

本病目前主要手术方式有病灶外植骨融合术及病灶清除术，可以缩短疗程，提高疗效。

1.病灶及其周围有明显脓肿、死骨或经久不愈的窦道。

2.单纯滑膜结核经全身和局部治疗无效者。

3.骨结核病灶有穿破进入关节可能者。

4.全关节结核为抢救关节功能者。

5.有脊髓压迫症状的，及时减压及病灶清除，以提高截瘫恢复率。

六、其他疗法

1.抗结核疗法：一线药物为链霉素、异烟肼、对氨基水杨酸。二线药物为利福平、乙胺丁醇、氯硫脲（结核安）、卡那霉素等。

2.脓肿穿刺：寒性脓肿形成后，可在无菌条件下穿刺抽脓，用盐水冲净后再注入链霉素、异烟肼等抗结核药。

3.固定疗法：关节过多活动不利于病变的康复，固定可以缓解肌肉痉挛，防止或纠正畸形，可根据不同的病变部位分别选用牵引、夹板、石膏以及特制支架等外固定器具。

4.狼毒枣：狼毒10g、大枣50g，两味一起蒸1小时，将大枣取出晒干，每次服大枣2枚，日3次。

护理预防

1.调理情志，保持心情舒畅，情绪稳定。

2. 活动期宜卧床休息，非活动期可适当活动。

3. 被制动的关节不宜太久，以防引起骨质疏松、肌肉萎缩或关节强直。

4. 加强营养，给予可口、易消化、富含蛋白质和维生素的食物，粗、细粮搭配。

5. 忌油腻、辛辣、鱼腥之品。

6. 休息处所宜安静、清洁、通风。

第八节　疽毒内陷证治

疽毒内陷相当于现代医学的"全身化脓性感染"，武当道教医药又称为"疔疮走黄""余毒流注""火毒内攻"等病名。此病属外科急、危、重症。因此，凡遇此病一定请西医配合救治。西医认为此病由病原体侵入人体血液循环，并在其内生长繁殖或产生毒素，引起严重的全身感染症状或中毒症状的情况，称为全身性感染。而由化脓所致者，称为全身化脓性感染。全身化脓性感染通常为继发性，一般分为败血症和脓血症。败血症是病原菌侵入血液循环，并在其内迅速生长繁殖引发严重的全身感染；脓血症是局部化脓性病灶的细菌栓子或脱落的感染血栓间歇地进入血液循环，在全身其他组织或器官形成转移性脓肿。毒血症并不是全身化脓性感染，其大量毒素进入血液循环，而病原菌一般仍停留在局部感染灶。因为病原菌在血中生长繁殖的同时，也可产生大量毒素，故败血症实际上已包括毒血症在内。而败血症和脓血症也常同时存在，形成脓毒败血症。属急、危、重症。

病因病机

本病发生多因毒邪炽盛，失治、误治或体虚，正不胜邪，毒不外泄，反陷入里，客于营血，内攻脏腑所致。

一、疔疮走黄

系指疔毒走散，四散经络，入于营血，耗伤营阴，扰动血分，与温邪传营入血而致。虽毒邪炽盛，但正气不虚。

二、疽毒内陷

正气内虚，正不胜邪，致使火毒炽盛，助邪为病，或毒不外泄，反陷入里，客于营血，内传脏腑。

三、火毒内攻

多由于阴液不足，火毒炽盛，内攻脏腑引起。

四、余毒流注

本病多由病后余毒，正气不足，而邪得凑袭；或因毒邪炽盛，邪正相搏，毒邪走散；亦有因疔疖毒邪走散而致者。

以上诸症病因病机不同，表现各异，治疗原则不尽相同。

辨证要点

1. 发病前多有原发感染病灶，如痈疖疔疮，胆道、肠道外伤，妊产史以及其他感染病灶。

2. 疮之形态表现虽然不一，但总为疮顶忽然陷黑，无脓，皮色暗红，边界不清，迅速向周围扩散。

3. 起病急，病情重，突发全身中毒症状，高热，寒战，胸闷气急，恶心、呕吐。

4. 病情严重者，很快出现表情淡漠，烦躁不安，大汗淋漓，四肢抽搐，甚至神昏谵语等精神症状。

5. 皮肤黏膜可见出血点或瘀斑,肝脾肿大,甚则黄疸或多发性转移性脓肿。

6. 白细胞计数明显增高,中性粒细胞极度增多,白细胞内可见有中毒颗粒,还可出现贫血或溶血性黄疸。

7. 电解质紊乱或肝肾功能受损,如谷丙转氨酶增高,尿中出现蛋白,管型或酮体,严重者可出现感染中毒性休克。

8. 败血症或脓血症时,血及骨髓培养阳性。

9. X线检查,脓血症时可能有肺脓肿征象。

10. B超提示病程中肝脾肿大或肝脏及其部位出现转移性脓肿。

鉴别诊断

该病是外科急、危、重症,来势险恶,发病迅速,均有明显原发灶,又突发高热、寒战等全身中毒性症状,但在严密注视与观察下,一般容易诊断。

施治方法

一、内治法

(一) 邪入气分证

主证:相当于阳明热盛,高热,寒战,口干舌燥,面赤恶热,大汗出,小便短赤,舌红,苔黄,脉洪数或弦数。

治则:清热、解毒、生津。

方药:白虎汤加减:生石膏 30g、知母 15g、花粉 15g、金银花 30g、蒲公英 15g、栀子 10g、生甘草 10g、麦冬 10g、黄连 4g、生黄芪 20g、连翘 10g。

(二) 邪入营血证

主证:热入血分,高热不退,烦躁不安,四肢抽搐,神昏谵语,或见发斑、衄血等,舌质绛红,舌苔少而干,脉细数。

治则:凉血解毒,养阴泄热。

方药:清营汤加减:羚羊角粉3g(分冲)、玄参30g、生地30g、知母15g、紫草15g、竹叶5g、金银花10g、麦冬10g、连翘10g、蒲公英20g、皂刺10g。

(三)热盛亡阴证

主证:壮热烦渴,口唇燥裂,大汗淋漓,便秘溲赤,气息相促,神昏谵语,舌质红而燥,苔黄而焦,脉细无力。

治则:养阴复脉,凉血解毒。

方药:清营汤和生脉饮加减:羚羊角粉3g(分冲)、生地30g、玄参30g、丹皮15g、知母15g、麦冬10g、花粉15g、西洋参5g、五味子10g。

(四)热厥亡阳证

主证:虚热不退,饮食日减,面色苍白,汗出如油,四肢厥冷,气息低促,舌质淡红,苔少或薄白,脉细数或细微如绝。

治则:益气调血,回阳救逆。

方药:参附汤加减:人参15g、附子10g、当归10g、金银花30g、生甘草10g、炙黄芪20g。

二、外治法

1.初期:热毒炽盛,局部红肿热痛,毒邪尚未酿脓或成脓部位表浅,均用金黄膏或玉露散外敷。

2.成脓或脓肿深大,全身中毒症状明显者,必须手术切开,开放引流,用七三丹或五五丹托脓。脓少时改用九一丹、生肌玉红膏外敷。

3.脓尽、疮面干净时用生肌散、珍珠粉外敷。

三、单验方疗法

1.鲜菊花叶适量,加红糖少许,捣烂贴敷。

2.鲜蒲公英或鲜地丁60g,煎煮,作冷敷用。

3.苍耳虫10~20条捣烂,外敷患处,再外盖黄连膏。

四、手术疗法

全身化脓性感染手术治疗目的,就是及时处理原发感染灶,包括初病灶及转移灶的处置。关键是判别脓肿或感染灶的部位。根据其性质,采取不同的方法。例如脓肿,尽早作切开引流术,急性腹膜炎、急性梗阻性化脓性胆管炎和绞窄性肠梗阻等急诊手术探查,以解除病因,切除伤口内已坏死和濒于坏死腐败的组织,以消除毒邪扩散的病源。剔除异物,敞开死腔和伤口,以利引流,以及拔除留置体内的导管。

五、其他疗法

1.补充水分、蛋白、维生素类物质,纠正电解质与酸碱平衡。

2.补充血容量,纠正贫血,反复少量输给鲜血。

3.根据原发感染灶的物质,或细菌培养及药敏试验,选用敏感有效、抗菌谱较广的抗菌药物。剂量宜较大,疗程也应较长。

4.高热不退者,可选用药物或物理方法降温,亦可用静脉滴注清开灵注射液或经肛门灌注清热泄毒之药物。

5. 冬眠疗法：病情严重者，可用冬眠灵、非那根各50mg和杜冷丁100mg加入5%葡萄糖液中作静脉滴注，体温维持在36℃，同时严密观察血压、脉搏、呼吸和肺部情况。对有心血管疾病肺功能不全者慎用。

6. 肾上腺皮质激素：改善机体代谢，保护细胞免受缺氧和毒素损害，维持内环境的稳定以及解毒等作用。应短期内用甲基强的松龙每千克体重30mg或地塞米松1～3mg，加入5%葡萄糖溶液内一次静脉滴注。由于激素有免疫抑制作用，须和抗菌药物同时应用，以免感染扩散，一般用1～2次。

7. 丙种球蛋白6ml，肌肉注射，每周1～2次，以增加人体抵抗力。

8. 有糖尿病者积极治疗糖尿病。

护理预防

1. 注意保暖、通风、空气清新。

2. 卧床休息，给予营养丰富和易于消化的食物，宜清淡流食或半流食，忌辛辣、荤腥食物。

3. 壮热口渴，出汗时，可饮凉开水、西瓜汁或菊花水等。

4. 高热烦躁，气急脉数者可用物理降温，头部用冰袋，前胸、腋窝以酒精擦拭。

5. 凡生疔疖，严禁捏挤、碰伤。

6. 急腹症、外伤、各种感染应及时找相关的医师诊治。

第九节　淋巴结核证治

淋巴结结核是由结核杆菌引起的淋巴结慢性感染性疾病。常发生于颈项、腋下、缺盆或腹股沟。初起临床表现以不痛不红、互不粘连的结节为主。结节大小不等，小者称瘰，大者为疬，故武当道教医药称为"瘰疬"，俗称"老鼠疮"，累及胸胁者为"马刀侠瘿"。

病因病机

此病多由于肝气郁结，气郁化火，灼津为痰，结于颈项等处而发病；或由于肺肾阴虚，阴虚火旺，痰火互阻，循经上升，注驻颈项而发病，往往结聚成核，累累如串珠。

辨证要点

1.多见于儿童和青壮年，病程缓慢。

2.病位多在颈项、腋下、缺盆及鼠蹊部（腹股沟），颈项多发于胸锁乳突肌前后缘。

3.一般为多个或数个淋巴结肿大，初起呈球形或椭圆形，光滑、活动，质中等硬度，大小不等，有的成串珠状排列，肤色不变，无疼痛。

4.病情发展，淋巴结可融合成团块，有的与皮肤粘连。

5.团块继续增大，肤色渐红，中央变软，伴有疼痛，多可成脓。溃后流出稀薄夹干酪样脓液。

6.可有结核病史或结核病接触史。

7.多伴有低烧、倦怠、食欲不振、口苦咽干等症。

8.红细胞沉降率增快，结核菌素试验呈强阳性，病理活检或结核杆菌基因PCR有助诊断。

鉴别诊断

1.淋巴结炎,瘰疬初起,结节1~2枚者,仅从局部病灶看,二者不易鉴别。淋巴结炎常由邻近组织、器官的炎症诱发,触之每有疼痛,起病迅速,很少化脓。随着原发炎症病灶改善,淋巴结炎相对缩小。个别淋巴结可停留在原来大小。

2.淋巴结转移癌,淋巴结肿大,质硬,呈进行性发展,常伴人体消瘦、贫血,如树木失之荣华,故得名失荣。颈淋巴肿大,常继发鼻、口腔、咽、锁骨上淋巴结肿大,常继发肺、胃肠、胰腺或乳房的恶性肿瘤。要警惕隐匿于鼻腔、盆腔内较小的、不易发现的原发灶。因此,对于中、老年人不明原因的淋巴结肿大,尤应重视,以求活组织检查明确诊断。

3.恶性淋巴瘤,多见于男性,临床以多处淋巴结肿大为特征,伴有不同程度贫血和不规则发热,肝脾往往肿大,并很快出现恶病质,必须活体组织检查予以确诊。

施治方法

一、内治法

(一)气滞痰凝证

主证:瘰疬初起,颈部或其他表浅部位有数个中等硬度结节,皮色不变,边界清楚,推之可移,无明显疼痛,伴胸胁胀满,不思饮食,舌质淡,舌苔薄白,脉弦滑。

治则:清肝解郁,化痰散结。

方药:开郁散加减:柴胡5g、当归15g、赤芍10g、茯苓

10g、夏枯草 30g、白芥子 10g、香附 10g、川楝子 10g、元胡 10g。

（二）阴虚火旺证

主证：局部结节融合成团块，肿块渐大，与皮肤粘连，肤温增高，皮色暗红，午后潮热，盗汗，口苦咽干，精神倦怠，胸胁胀痛，舌红，少苔，脉细数。

治则：清肝抑火，散结消肿。

方药：柴胡清肝汤加减：柴胡 5g、当归 10g、知母 10g、山栀 10g、夏枯草 30g、皂刺 15g、山慈姑 30g、王不留行 10g、玄参 15g。

3.气血两虚证

主证：脓肿破溃，创口不愈，脓出清稀，夹有败絮状物，形体羸瘦，疲乏无力，面色无华，舌质淡，舌苔薄白，脉细。

治则：气血双补，调和营卫。

方药：香贝养营汤和八珍汤加减：生黄芪 20g、黄精 15g、当归 12g、益母草 30g、何首乌 10g、熟地 10g、白术 10g、茯苓 10g、炙甘草 10g。

二、武当道教医药治淋巴结核秘方

方 1：土茯苓 500g、二花 250g、甘草 250g、荆芥 60g、防风 60g。

用法：上药加水 5kg，慢火煎煮 1.5kg，加黑砂糖 250g，分 6 次，二日内服完。

功用：此方适用于淋巴结核尚未溃破，而疼痛较重者，6 天为一个疗程。

方2：夏枯草200g、猫爪草100g、蒲公英200g、黑玄参50g、海藻50g、神曲40g、红花20g、全虫20g、僵虫20g、蜈蚣10条、桃仁20g、川贝20g、香附子20g、黄芪50g、山甲30g、黄连30g。

用法：先将夏枯草、蒲公英、黑玄参熬成浓汁，其他药共研为细末，与浓汁拌匀晒干，再研细面炼蜜为丸，每丸含药面5g，每次服1丸，每日3次。

功用：治淋巴结核，反复发作，久治不愈者。

三、外用药疗法

1. 无红肿时外敷冲和膏或阳和解凝膏。

2. 红肿时外敷金黄膏、藤黄膏。

3. 溃后创面干净时，用生肌玉红膏。

四、单验方疗法

1. 猪胆汁炼膏外用。

2. 夏枯草熬膏外用。

3. 溃疡后，用守宫粉外撒敷。

4. 疮口小或有窦道形成时，可用焙干守宫尾置入，脱腐生肌，再用拔火罐法吸出脓液及坏死组织。

5. 拔核法：瘰疬日久不消，核小而表浅，体质尚好，用白降丹粉与糯米饭捣和，捏成黄豆大小片状，贴敷核表面，外盖贴太乙膏，每隔3日换药1次，2~3次可将核拔出。

五、针灸疗法

1. 体针：项部瘰疬：翳风、天井、足临泣；颈部瘰疬：臂臑、足三里、大迎；腋下瘰疬：肩井、少海、阳辅；毫针刺，用泻法。

2.灸治：取穴：百劳、天井；肘尖、瘰疬局部。方法：每次一组，轮流施灸。每穴5~7壮，用小艾炷直接灸，瘰疬局部可隔蒜灸。

3.火针：瘰疬局部消毒麻醉后，以直径1mm以下钢丝在酒精灯上烧红，迅速刺入捏起的瘰疬之核心，留针1分钟。每个瘰疬刺2~3针，每周2次，形成溃疡者，可按常规换药处理。深部瘰疬不宜施术。

4.挑治：肩胛下方、脊柱两旁寻找结核点（结核点略高隆皮肤，色红，压之退色），消毒后，持三棱针快速而准确挑割，使之出血。

5.截根术：适应瘰疬未溃者，常取肺俞、肝俞、胆俞、肾俞，局部消毒，持三棱针直刺入皮肤后，缓慢深入，直达骶棘肌肌膜，此时有明显抵抗感，再用三棱针尖部上下滑动数次，患者有明显的酸、麻、胀、痛感，可拔针。对侧俞穴同法施术，术后针眼盖无菌敷料。每周2次，20次为1疗程。

6.黄金针疗法：取18K黄金粗针，在肘尖常规皮肤消毒，将金针刺入皮下，沿大肠经所循行路线，由皮下直刺到臂臑穴，留针1~3小时，每天1次，6次为一个疗程，间隔3天再行下个疗程。

六、物理疗法

瘰疬未成脓时，经细针横行贯穿瘰疬，然后通电加温，5天1次，5次为1疗程。

七、手术疗法

经病理证实为淋巴结核，可作病灶切除术。对脓肿型和溃破型淋巴结核,可在局麻下行病灶清创术,刮除坏死组织,消灭死腔,冲洗后行全层一期缝合。创口大者可置放引流。

八、抗结核疗法

单纯淋巴结核一般主张同样采用抗结核药物治疗,常用药物为异烟肼、链霉素、利福平等。

护理预防

1.注意休息,劳逸结合,保持心情舒畅。

2.加强食疗,增加营养,多食含维生素、含钙较多的食品。

3.加强体育锻炼,增强体质,增强身体的抗病能力。

4.增加医学知识,及早进行结核病防治。

5.忌食酸辣、鱼腥发物。

第十节 化脓性腮腺炎证治

此病武当道教医药称为"痄腮",由化脓性细菌侵入腮腺而致,是发于颌面颐部的急性化脓性炎症,武当道教医药又称"发颐",虽名曰发,实属痈证范畴,也称"汗毒"。

病因病机

武当道教医药认为,该病多由外感伤寒或热病之后,津液耗伤,气阴不足,加上汗出不畅,余邪毒不能外达,结聚于颐颌之间而发。

临床症状

1.发病急骤,发病前多有某些急性热病史。

2.多见中老年人,一般单侧单发,偶有双侧同时发病者。

3.初起腮腺部红肿、胀痛,逐渐增大延及耳前后,成脓后则持续性剧烈跳痛。腮腺内口红肿,唾液分泌减少,手压腺体或导管,有混浊的脓性物溢出。

4.常伴有张口困难、面瘫及高热、口渴、大便秘结等。

5.脓成不易溃出,或可自外耳道溃出,或可自面颊穿出,形成经久不愈的腮腺外瘘。

6.白细胞总数及中性粒细胞数明显增高。

7.成脓期行穿刺抽吸检查,可明确诊断。

鉴别诊断

本病可与流行性腮腺炎及颌下淋巴结炎相鉴别。

一、流行性腮腺炎

俗称痄腮,虽发颐颌之间,但多为双侧性,色白漫肿,酸痛,一般不化脓,发病前有接触史。多发于未患过本病的儿童或成年人。

二、颌下淋巴结炎

多数继发于其他化脓性感染病灶。早期淋巴结肿大,疼痛和压痛,但淋巴结可移动。一般多个淋巴结同期增大,比较容易区别。

施治方法

一、内治法

(一)热毒蕴结证

主证:颐颌之间疼痛,轻微肿胀,张口不利,检视腮腺开口常现红肿,压迫局部有黏附液分泌,伴轻度发热,口渴纳呆,舌质红,舌苔薄黄,脉浮数。

治则：疏风、清热、解毒。

方药：仙方活命饮加减：金银花20g、赤芍10g、白芷10g、当归10g、贝母10g、花粉15g、皂刺10g、柴胡10g、甘草10g。

（二）毒盛酿脓证

主证：腮腺开口处肿胀渐增，疼痛加剧或有跳痛感，触痛明显，肤色焮红灼热，张口困难，肿势可波及同侧眼睑水肿，时有脓汁自腮腺开口自动流出，口臭异常，高热，口渴，小便短赤，舌质红，舌苔黄腻，脉弦数。

治则：清热解毒，托毒透脓。

方药：托里透脓散加减：生黄芪20g、山甲15g、当归10g、生地10g、赤芍10g、知母10g、黄芩10g、川芎10g、制乳没各10g。

（三）热毒内陷证

主证：颐颌部肿胀、疼痛、焮红灼热，肿势蔓延至咽部，痰涌气粗，汤水难咽，壮热口渴，烦躁不安，甚至神昏谵语，舌质红绛，苔少而干，脉细数。

治则：益气解毒，泄热护阴。

方药：清营汤加减：生地15g、玄参10g、银花10g、黄连4g、麦冬10g、丹参20g、红藤20g、生黄芪15g、皂刺10g、麦冬10g、连翘10g、竹叶10g。

（四）余毒未清证

主证：病程较长，腮腺开口处常溢出或挤压出脓性分泌物，张口时颐颌部疼痛、明显压痛，疼痛部位可触及条索状物，口臭，舌质暗红，舌苔薄黄或腻，脉弦滑。

治则:益气养阴,清胃泻火。

方药:清胃散与清心莲子饮加减:生黄芪 25g、麦门冬 10g、黄芩 10g、丹皮 10g、生地 10g、当归 10g、茯苓 10g、白术 10g、升麻 10g、莲子心 6g。

二、外治法

1. 初起:外用金黄散涂敷,或金黄散掺入仙人掌泥外敷。

2. 紫金锭加大黄粉调涂。

3. 口腔黏膜溃脓者,可用淡盐水或医用漱口水漱口,再用双料喉风散喷涂患处。

(4)溃后:用九一丹、八二丹药捻引流。

三、单验方疗法

1. 鲜蒲公英、鲜马齿苋、鲜芦荟任意一种捣烂外敷。
2. 葱白、朴硝合捣成糊外敷。
3. 白芷、天麻、防风、荆芥各 3g,陈酒煎服。
4. 鲜七叶一枝花 10g、朴硝 10g,共捣烂外敷患处。

四、手术疗法

颐颌脓肿已成未溃,应立即切开排脓,防止损伤面神经,同时避免向外耳道及口腔外自溃。

护理预防

1. 保持口腔清洁,坚持淡盐水漱口。
2. 宜进清淡低渣半流食。
3. 避免食辛辣、酸性刺激之品,以免增加腮腺分泌而引起疼痛。

第十一节 网状淋巴管炎证治

网状淋巴管炎是β溶血性链球菌从皮肤、黏膜微小损伤处侵犯皮内网状淋巴管所致的炎症。病程发展蔓延很快,但一般不化脓,也极少有组织坏死。武当道教医药称丹毒,因发病部位不同又有"抱头火丹""流火""游火""腿游风""赤游丹"之称。

病因病机

中医认为本病是血分有热,火毒侵袭,火毒与血热搏结,蕴阻肌肤,不得外泄而发,或因抓伤、虫咬、针刺、足湿癣等使肌肤受损,毒邪乘虚而入所致。

临床症状

1. 多数发于下肢,其次为头面部,新生儿丹毒常为游走性。

2. 起病急骤,常先有恶寒,继之高热,随之出现局灶性疼痛与片状红斑。

3. 病灶处肤色鲜红,如同涂丹,界限清楚,稍有隆起。压之退色,抬手即复。红肿向四周迅速蔓延时,中央红色较淡,脱屑后颜色转为棕黄色,红肿区灼痛,可有水疱,很少化脓。

4. 同侧肢体或病灶附近淋巴结肿大。

5. 多有皮肤、黏膜破损或脚癣病史。

6. 血白细胞增多,嗜中性粒细胞增多。

鉴别诊断

一、急性蜂窝织炎(痈)

病灶表现红、肿、热、痛,但红色较暗,无明显界限。中央的颜色较周围为深。可出现捻发音,中央区域容易发生坏死,液化后形成脓肿。疼痛较剧烈,全身症状较重。

二、接触性皮炎

多见于面、颈、四肢等暴露部位,皮损有红斑、水肿、丘疹、水疱、糜烂、溃疡或坏死等多类型皮疹,不同程度的灼热感和瘙痒。有接触致敏物质或刺激性物质的病史,除去病因,经适当治疗,皮损很快治愈。

施治方法

一、内治法

(一)风热毒蕴证

主证:多发于头面,红肿如云片,渐延及颜面,焮赤肿痛,头大如斗,眼睑肿胀难睁,重者咽喉梗塞,口角流涎,壮热气急,口干唇燥,舌质红,舌苔薄黄,脉浮数。

治则:散风、清热、解毒。

方药:普济消毒饮加减:板蓝根15g、金银花20g、连翘10g、赤芍10g、丹皮15g、生山栀10g、黄芩10g、黄连4g、野菊花15g、牛蒡子10g、薄荷10g、防风6g。

(二)湿热毒蕴证

主证:发于下肢或胁下腰胯,除发热症状外,局部焮红肿痛,痛如火燎,表面光亮,与周围组组界限清楚,可发生水疱或紫斑,伴口苦咽干或足湿气,足溃烂,舌质红,舌苔黄腻,脉洪数。

治则:清热利湿,活血解毒。

方药:龙胆泻肝汤加减:龙胆草10g、栀子10g、黄芩

10g、土茯苓 30g、生薏仁 30g、当归 10g、赤芍 10g、蚤休 15g、生甘草 10g。

(三)胎火蕴毒证

主证:发于新生儿丹毒。常见由脐内始发,亦见臀部,局部红肿,灼热,并有壮热烦躁,还可游遍全身。

治则:凉血、清热、解毒。

方药:清热凉血汤合黄连解毒汤:鲜生地 15g、地丁 10g、丹皮 10g、羚羊角粉 1g、赤芍 10g、黄连 4g、黄芩 10g、银花 20g、连翘 10g。

二、小腿丹毒秘方

方药:牛膝 15g、板蓝根 30g、黄柏 10g、苍术 10g、大青叶 15g、生甘草 10g。

用法:水煎服,每日 1 剂,3 剂为一个疗程。

功用:小腿丹毒反复发作,红肿疼痛(应避免脚外伤)。

三、外治法

1. 初起:外用金黄膏、玉露散外敷。
2. 鲜马齿苋、鲜大青叶、仙人掌(去皮、刺),捣烂湿敷。

四、单验方疗法

白海蜇皮洗净贴敷,三四贴可愈。

五、针灸疗法

1. 体针:取穴合谷、曲池、足三里、血海、委中、阳陵泉、解溪、阿是穴。用泻法,毫针刺。
2. 耳针:取穴神门、肾上腺、皮质下。毫针刺,或压豆疗法。

3.砭镰法：消毒治疗部位，三棱针浅砭皮肤出血，泄其热毒。如下肢丹毒，可在委中穴针刺放血。

护理预防

1.食宜清淡，多饮开水，忌油腻、辛辣、荤腥发物。

2.卧床休息，抬高患肢。

3.积极治疗足癣及皮肤、黏膜破损。

4.外敷散剂，保持适当湿度。

5.反复发作的丹毒宜采用中西医结合治疗方法，防止形成大脚疯（象皮腿）。

6.注意床边隔离，防止接触性传染。

第十二节　脐窝炎证治

指脐部急性化脓性炎症。现代医学认为，本病多继发于脐部先天性畸形，如卵黄管残留症、脐尿管闭锁不全等。相当武当道教医药的"脐痈"。

病因病机

脐痈总由火毒引起，多由正气虚弱，拒邪无力，心脾湿热火毒结于肌肤，或火毒内生，透肠溃膜，流入脐中，以致血凝毒滞而成。

辨证要点

1.初起脐孔常有黏液、瘙痒，或有湿疹病史。

2.脐窝疼痛，渐渐肿大外突，皮色或白或红，根盘较大，触痛明显。

3.酿脓时可伴有发热、恶寒、头身疼痛。

4.溃脓时臭秽难闻,深部有较硬索条硬结,可夹有尿液或粪汁排出。

5.溃脓处可自行收口,往往经年复发。

6.X光片,经瘘口处注入造影剂可明确诊断。

鉴别诊断

一、脐周围湿疹(脐风)

脐中肿不痛,潮红湿润,或泛红丘疹,或湿烂流水,瘙痒无度。

二、脐旁疖肿

疼痛、红肿,很快中央有脓头、易脓、易溃、易敛,仔细分辨不在脐中。

三、肠瘘

脐部疮口有肠液、气体,粪便外溢,一般有腹腔手术,或腹部创伤,或严重腹腔内炎症病史,感染后由脐部穿孔。

四、卵黄管残留症

可于脐中形成窦道或瘘管,开口处可见黏膜,形成瘘管时,可与小肠相通,经常排出黏液,或夹有粪汁。

五、脐尿管闭合不全

脐尿管闭合不全,脐中瘘口间歇排出尿液,开口处常有红色黏膜,造影可示瘘口通于膀胱。

施治方法

一、内治法

(一)热毒证

主证:脐窝高突肿胀,皮色不变或微红,触之疼痛,溃后脓出黄稠,壮热口渴,舌质红,舌苔薄黄,脉弦数。

治则：清热解毒，活血消肿。

方药：黄连解毒汤加减：黄连 4g、山栀 10g、黄柏 10g、蒲公英 30g、皂刺 10g、泽泻 10g、赤芍 15g、红藤 20g、木通 10g。

(二)湿热证

主证：溃后脓出不畅，疮口不鲜，久不收口，或脓出臭秽，夹有粪汁、尿液，舌淡红，舌苔黄或白，脉细数。

治则：益气透毒，利湿泄热。

方药：萆薢渗湿汤加减：萆薢 20g、茯苓 30g、生黄芪 15g、当归 10g、白术 10g、生薏仁 30g、蚤休 10g、黄柏 10g、败酱草 20g。

二、外治法

1. 初起：用金黄膏、玉露散外敷。
2. 溃后：九一丹、独一丹捻引流，外敷盖生肌散或生肌玉红膏。

三、单验方疗法

1. 潮红湿润，流溢黄水时，疮面撒三黄散或青黛散。
2. 未成脓时可用鲜蒲公英、鲜地丁捣烂湿敷。

四、手术疗法

1. 成脓：切开引流。
2. 窦道或瘘管：采取瘘管切除术及脐修补术。
3. 肠瘘：行肠修补术。

五、其他疗法

1. 脱管疗法：瘘管形成后，可用红升丹、白降丹药线腐蚀，使瘘管脱出。
2. 感染严重者，可选用抗生素。

护理预防

1. 保持脐部清洁，避免用手抠挖或抓弄脐窝。
2. 脐部有先天畸形或脐痛反复发作，应予以手术治疗
3. 脐痛忌挤压。
4. 忌食辛辣、荤腥食品，饮食宜清淡。
5. 肠瘘宜少渣食物。

第十三节　手足部化脓性感染证治

手足部急性化脓性感染包括甲沟炎、甲下脓肿、化脓性指头炎及化脓性腱鞘炎等，多缘于手足部皮肤破损，致病菌沿破损之处侵入致病。手足部急性化脓性感染形虽小却根深，发作凶险，可烂至筋骨，易扩散而走黄，故统称手足部疔疮或疮疽。可概括为武当道教医药的"瘭疽""蛇瘴""掌心毒"等范畴之内。由于发病部位和形态的不同，而有"甲疔""蛇眼疔""沿爪疔"属现代医学的甲沟炎，"蛇肚疔""鱼肚疔""蛇腹疔"属现代医学的化脓性指头炎，"泥鳅疔""蛀虫疔"属西医的化脓性腱鞘炎，"手丫疔""托盘疔""擘蟹毒"属西医的急性手掌筋膜间隙感染，"足心发""涌泉疽""痛穿板"属西医的足底化脓性感染。还有"代指""代甲""天蛇毒""螺疔""沿目疔""蛇背疔""虎口疔""合谷疽"等诸多之称。因治疗无明显差异，合并论述。

病因病机

多由外伤染毒，火毒深陷，阻于经络，或气血凝滞，火毒郁结，凝聚肌肤，化腐酿脓而成。

辨证要点

1.手足部外伤史,常有植物、动物骨、金属尖等尖状物刺入伤或挤压、撕裂、修剪、咬切等外来伤害。

2.初起时局部麻痒而痛,继则刺痛、焮热肿胀,活动受限。

3.继续肿胀则出现剧烈跳痛,尤以下垂时加剧,皮光中软,化腐酿脓,疼痛难眠。

4.严重者伴恶寒发热、头痛、全身不适等。

5.化脓后,若不及时治疗,脓腋可沿肌腱鞘隙扩散,加剧病情。

6.鉴别有无脓液,可采取透光试验法,将手电筒放置在被检手指下面,紧贴指腹向上照射,成脓时,指内有深黑色阴影,无脓则鲜红透亮。

7.疑有指骨感染,X光片可提供诊断。

8.血白细胞增高,中性粒细胞增高。

鉴别诊断

1.指关节结核(蜣螂蛀)多生于指中节,初起不红、不热、不痛,逐渐肿坚,形如蝉腹。历经数月或数年始腐溃,X光片可明确诊断。

2.急性化脓性骨髓炎(附骨疽)多起病急,高热寒战,疼痛彻骨,化腐成脓,脓初稠而后稀薄,日久疮口形成窦道,不易愈合。X光片可提供诊断。

施治方法

一、内治法

(一)火毒凝结证

主证：相当于手足疔疮的初期，局部无头，麻木作痒，继则肿胀，疮形红活，伴全身发热，口渴咽干，舌质红，舌苔薄黄，脉弦数。

治则：清热解毒，消肿止痛。

方药：五味消毒饮加减：地丁 15g、菊花 15g、银花 20g、山栀 12g、蚤休 10g、赤芍 15g、生地 10g、丹皮 10g、紫草 20g。

(二)热盛肉腐证

主证：相当手足疔疮成脓期，局部红肿热痛，胀痛或剧烈跳痛，中软应指，功能受限，恶寒发热，食少纳呆，大便干，小便黄，舌质红，舌苔黄腻或黄燥，脉弦滑或滑数。

治则：解毒透脓。

方药：透脓散加减：当归 10g、生炙芪各 20g、穿山甲 10g、皂刺 10g、蚤休 10g、赤芍 10g、制乳没各 10g、元胡 10g、生甘草 10g。

二、外治法

1.初起红肿明显时，外涂金黄膏消散，或鲜蒲公英、鲜地丁捣烂外敷。

2.脓出不畅时，要用九一丹药捻脱脓祛腐。

3.鲜七叶一枝花、朴硝等量捣烂外敷患处。

三、单验方疗法

1.10%黄柏溶液湿敷，或玉露膏掺八二丹外敷。

2.紫金锭或六神丸研末，冷茶水调敷。

四、手术疗法

1.成脓后，须即刻切开排脓。

2.单纯甲下积脓,可用火针开窗。方法:火针,烧红,在积脓的指甲上烧洞1~2个,减压脓出,稍按压使脓液流尽。再用10%黄柏液或三黄洗剂浸泡。

3.引流不畅者应切除部分指甲,指甲溃空者需拔除整个指甲。

4.化脓性指头炎应沿指侧纵行切开,必要时对侧切开,切口应足够大,使两侧沟通,做对口引流。

5.因嵌甲而致反复发作的甲沟炎,应切除部分指甲,并切除部分甲床及甲母,以绝后患。

6.有死骨形成者宜切开取出死骨,外用生肌祛腐散。

护理预防

1.加强劳动保护意识,防止手足部损伤。
2.修剪指甲不宜过短,嵌甲者温水泡洗后再进行修剪。
3.成脓后,不得自行挤压。
4.切开后应相对固定,要利于引流,忌持重物或剧烈活动。

第十四节 气瘿证治

武当道教医药的"气瘿"病,俗称"大脖子"。武当地区有个别村庄为此病的高发区,现在国家采用盐中加碘,这些地区这种病有所控制。现代医学称此病为"单纯性甲状腺肿"。

病因病机

多因情志不畅,肝气郁结,或因感受僻山恶水,疫疠之气,或因肾气亏虚,生长不济,形成气瘿。

辨证要点

1. 好发青春期,女性略高于男性。

2. 颈前部呈弥漫性肿大,皮色不变,按之柔软,无疼痛感,随吞咽动作上下移动。

3. 多流行于偏远山区或碘缺乏区域。

4. 甲状腺肿可压迫邻近器官而产生症状。

（1）压迫气管,使气管偏移、弯曲、扁平,而影响呼吸,剧烈运动时感到气促。

（2）压迫食管可引起吞咽困难。

（3）压迫喉返神经会出现声音嘶哑。

（4）胸廓上口或胸骨后的巨大甲状腺,可压迫颈部大静脉,影响血液回流,使头面部浮肿或青紫。

（5）B超、放射性碘试验以及扫描等方法可以确定诊断。

鉴别诊断

一、甲亢

除弥漫甲状腺表现外,有心血管系统、消化系统、内分泌系统以及神经系统等症状。

二、桥本氏病

称作自发免疫性甲状腺炎,又称慢性淋巴性甲状腺炎、淋巴甲状腺肿。临床与单纯性甲状腺肿无明显异样,单纯依靠物理检查诊断有一定困难,其治疗不宜外科手术,因此早期诊断意义重大。临床上对质地坚韧,有弹性如橡皮样改变者,应考虑针吸活体组织检查以协助诊断。

三、血管瘤

颈前海绵状血管瘤生长缓慢,触之柔软,无压痛。一般海绵状血管瘤自幼年始见,多有压缩性或外观颜色变化,针吸抽出易凝血液,多普勒超声检查可提示诊断。

根据病史、体格检查、化验、放射学检查、同位素检查、B超、多普勒超声检查等临床资料进行综合分析,必要时配合病理学检查,一般不难作出正确的诊断。

施治方法

一、内治法

（一）肝气郁结证

主证：素日情志不畅,郁闷不舒,颈部呈弥漫性肿大,女子月经不调,舌质淡红,舌苔薄白或薄黄,脉弦滑。

治则：疏肝理气,解郁消肿。

方药：四海舒郁丸与逍遥散加减：柴胡5g、木香10g、海藻30g、昆布30g、海蛤10g、夏枯草15g、赤白芍各10g、香附10g、八月札15g。

（二）脾虚痰凝证

主证：平素脾虚,消瘦无力,精神疲惫,四肢酸软,颈前结块,按之肿硬,大便溏,小便清,舌淡苔薄白,脉滑。

治则：健脾化痰,软坚散结。

方药：海藻玉壶汤加减：海藻30g、昆布30g、夏枯草30g、半夏10g、茯苓10g、白术10g、贝母10g、山慈姑20g、莪术10g。

（三）肾气亏虚证

主证：颈前弥漫性肿大,柔软无痛,伴有乏力疲倦,面目浮肿,表情迟钝,记忆力下降,舌淡苔少,脉濡细。

治则：益气补肾,软坚散结。

方药：阳和汤与四海舒郁汤加味：海藻 30g、海螵蛸 15g、昆布 15g、海蛤 10g、补骨脂 15g、益智仁 15g、白芥子 15g、当归 10g、杜仲 10g、肉桂 5g、鹿角胶 10g。

二、外治法

1.局部冲和膏、猪苦胆膏外敷。

2.丁香、肉桂等量研末，麻油调敷。

三、单验方疗法

1.夏枯草煎膏常服。

2.柳叶煎汁常服。

四、针灸疗法

1.耳针疗法：取穴甲状腺、内分泌，压豆或埋针治疗。

2.体针疗法取穴气瘿、合谷，于气瘿穴左右各 2 针，使针尖自腺体左右缘分别斜向肿块中心。合谷可取强刺激。

五、手术疗法

应有手术适应症：

1.对药物长期治疗无效的甲状腺伴明显压迫症状者。

2.已证实甲状腺恶变者。

3.甲状腺伴甲亢者。

手术方式多采用甲状腺次全切除术，一般不宜切除过广。但下列情况不宜手术：

1.弥漫性甲状腺肿，无明显合并症者。

2.儿童和青春期甲状腺肿，包括结节型和混合型在内。

3.妊娠期甲状腺肿。

4.伴有严重慢性病，如动脉硬化、高血压、糖尿病等高危病人。

5.甲亢症状未能控制者。

护理预防

1.地方性甲状腺肿主要以预防为主,对流行区域应提倡食用含碘食盐。

2.保持心情舒畅,注意调情养志,避免气怒。

3.青春期甲状腺肿加强食用含碘食物。

第十五节　甲状腺瘤证治

甲状腺瘤系源于甲状腺滤泡上皮的良性肿瘤,其中包括囊性腺瘤,是外科颈部常见病,相当于武当道教医药的"肉瘿"。

病因病机

多因忧思郁怒,肝失调达,脾失健运,痰湿内生,痰浊凝聚而成。

辨证要点

1.颈前单个或多个圆形或椭圆形肿块,质地坚韧,立体感强,表面光滑,边界清楚,活动度大。

2.发病年龄20～40岁之间,女性多于男性。

3.肿块表面皮色不变,一般无症状,进展缓慢,随吞咽动作上下移动。

4.囊性变时较腺瘤肿硬,若囊内出血,肿块可在短时间内迅速增大,伴胀痛等不适症状,大出血时可出现呼吸困难。

5.B超提示甲状腺形态及瘤体大小,并可准确判断囊实性病变。

6.甲状腺扫描可显示甲状腺及肿块轮廓,腺瘤常显示温结节,囊腺瘤则显示冷结节。

鉴别诊断

一、甲状舌骨囊肿

常呈单个圆形或椭圆形肿块,多见于青少年,质地硬韧。鉴别点在于甲状舌骨囊肿多在甲状软骨上方,比甲状腺瘤位置稍高。作伸舌试验时,该肿块随之活动。B超或扫描可协助鉴别。

二、甲状腺癌

与甲状腺瘤在理论上是可以鉴别的,由于甲状腺癌有多种不同类型和生物学特性,其临床表现因此也各不相同。凡发现孤立性甲状腺结节,坚硬而不平整,伴淋巴结肿大者,应先疑有甲状腺癌的可能。

施治方法

一、内治法

(一)气滞痰凝证

主证:颈前肿块,光滑无痛,随吞咽上下移动,皮色如常,可伴有胸闷不舒或呼吸不畅或吞咽不利,舌质淡,苔薄苔腻,脉弦细或滑。

治则:开郁化痰,软坚散结。

方药:海藻玉壶汤加减:海藻15g、贝母12g、陈皮10g、半夏10g、白芍10g、昆布15g、山甲10g、牡蛎30g、夏枯草20g。

(二)气阴两虚证

主证:颈前肿块,皮色不变,光滑柔韧,随吞咽活动上下移动,伴有神疲乏力,面色无华,头晕自汗,心悸失眠,月事不调,舌淡,少苔或薄苔,脉弦细或细弱。

治则:补益气血,固本祛聚。

方药:八珍汤加减:党参 15g、茯苓 20g、当归 10g、莪术 15g、熟地 15g、山药 30g、海藻 15g、昆布 15g、夏枯草 15g、山慈姑 30g。

二、外治法

1. 阳和解凝膏掺丁桂散贴敷。
2. 猪苦胆膏外涂。
3. 武当疙瘩膏外敷。

三、针灸疗法

1. 局部用针斜刺腺瘤中央。
2. 耳针疗法:取穴甲状腺、内分泌,压豆或埋针。
3. 取定喘穴针刺,可配合耳针疗法。

四、手术疗法

该病由于有20%~25%可继发为甲状腺功能亢进,5%~20%可发生恶性变而成为甲状腺癌,原则上应早期手术切除。一般主张患侧叶甲腺大部切除(次全切除)术,不主张作单纯肿瘤摘除。其原因有二:

1. 腺瘤与甲状腺癌早期难以区别,单纯肿瘤摘除后导致癌变或复发,再次手术困难,失去根治机会。

2. 约 1/4 的腺瘤病人为多发性,单纯腺瘤摘除后,遗留下较小的腺瘤,日后再发,再次手术困难。

五、其他疗法

1. 腺瘤囊性变:可用注射器抽吸囊内容物,而后使用硬化剂或碘酊反复冲洗,再注入强的松龙,促其萎缩。

2.囊腺瘤囊内出血,甲状腺迅速增大,多为囊内出血,一般能自行缓解,不缓解者,可积极采取冷敷办法,很少出现压迫症状。

护理预防

1.保持良好的心态,避免情绪激动。

2.注意饮食调配,经常食用海带、紫菜等海洋食品。

3.锻炼身体,增强抗病能力。

第十六节　甲状腺癌证治

甲状腺癌为颈部恶性肿瘤,相当于武当道教医药的"石瘿",是瘿病最难治的一种。

病因病机

其发病多缘正气不足,加之水土不和,情志不遂,致肝脾气逆,情志内伤,导致气郁、痰湿、瘀血凝滞而成,亦可因肉瘿日久转化而来。

辨证要点

1.有甲状腺肿病史,短期内迅速增长或近期无意发现颈前肿块,质地坚硬如石,表面不光滑,推之活动度差或推之不移动。一般为孤立性肿块。

2.吞咽活动时肿块活动受限或牵拉皮肤,或见局部皮肤青筋显露。

3.进行性声音嘶哑,吞咽障碍,呼吸困难。

4.伴颈部淋巴结肿大,经抗感染、抗结核治疗,淋巴结不缩小。

5. 甲状腺扫描显示冷结节,癌变可能性大。

6. 乳头状甲状腺瘤常呈囊性状,多发于 40 岁以下女性。

7. 髓样癌可伴长期无脓血便的腹泻,或伴面部潮红,或多发性黏膜神经瘤,嗜铬细胞瘤等,或其他内分泌腺的增生。往往呈家族性。

8. 未分化癌常见于老年男性。

9. B超、CT可检查囊实性状及瘤体生长状况。

10. 针吸活体组织检查可行细胞学分类,一般在术前进行,不宜间隔时间过长。

鉴别诊断

甲状腺癌主要与甲状腺良性肿瘤鉴别,以及和甲状腺癌本身不同病理类型,不同临床表现进行鉴别。

一般来说,分化良好的甲状腺癌发展缓慢,尤其是乳头状癌,可多年缓慢生长而无任何症状,有的原发病灶很小,而颈部淋巴结转移灶却很大。

也有甲状腺癌与多发性甲状腺结节同时存在,多数无症状,而其中有一结节或肿块近期迅速增大或发生转移。

还有的患者长期结节性甲状腺肿却无不适,到后期出现淋巴转移、病理性骨折、声音嘶哑、呼吸障碍、吞咽困难或霍纳氏综合征才引起注意。

正是由于甲状腺癌不同病理类型和生物学特性,甲状腺良恶性肿瘤不易鉴别,因此早期诊断尤为重要。

施治方法

一、内治法

(一)气滞痰凝证

主证：颈前肿块坚硬，吞咽时颈部发憋，偶有胸闷，嗳气则舒，或有颈两侧瘰疬丛生，舌质淡、苔薄白，脉弦滑。

治则：舒气开郁，化痰散结。

方药：海藻玉壶汤加减：海藻15g、贝母10g、陈皮10g、半夏10g、牡蛎20g、夏枯草30g、山慈姑30g、八月札10g、香附10g。

（二）痰毒凝聚证

主证：颈前肿块坚硬如石部，表面凹凸不平，与周围组织粘连，时而发胀作痛，可伴局皮肤青筋显露，颜面浮肿，声音嘶哑，颈两则瘰疬丛生，心悸易惊，神疲乏力，舌淡红，苔薄黄，脉弦数。

治则：解毒化痰，消肿散坚。

方药：消肿溃坚汤加减：龙胆草10g、黄药子10g、夏枯草30g、蜂房30g、赤白芍各10g、莪术15g、土贝母20g、威灵仙30g、生甘草10g。

（三）气血两虚证

主证：颈前肿块坚硬如石，推之不移，神疲乏力，纳呆食少，形体消瘦，呼吸困难，吞咽障碍，舌质淡，少苔，脉细弱或细数。

治则：补益气血，扶正消坚。

方药：活血散坚汤加减：人参15g、当归15g、熟地10g、茯苓10g、夏枯草30g、黄药子15g、鹿角胶15g、山慈姑30g、川芎10g。

二、外治法

西黄丸、小金丹调涂肿瘤处。

三、单验方疗法

1.鲜土大黄根和黄药子捣烂外敷,或用干品研末麻油调敷。

2.黄药子、夏枯草、海藻各等份,水泛为丸,每日 6g,分 2 次服。

2.黄药子、威灵仙、昆布各 15g,水煎服。

四、手术疗法

手术是甲状腺癌首选的治疗措施,一经诊断,就应该彻底切除原发癌和转移病灶。条件允许,术后再进行综合治疗效果更佳。手术原则:

1.肿瘤局限一侧腺叶,行一侧腺叶和峡部切除,无肿大淋巴结不作颈清扫术。

2.双叶甲状腺癌者,行甲状腺全切。术中应保留后包膜,以防低血钙。

3.若同期出现双侧颈淋巴结转移者,须做改良颈淋巴结清扫术,宜保留胸锁乳突肌和颈内静脉。

4.未分化癌或甲状腺间质的恶性肿瘤为高度恶性,存活期短,对已侵犯甲状腺以外组织的肿瘤或有远处转移者,则不易手术。

护理预防

1.保持心情舒畅,注重培养良好的心理素质。

2.锻炼身体,增强体质,提高抗病能力。

3.患甲状腺疾病者,定期复查、诊断。

第十七节　桥本氏病证治

桥本氏病是自身免疫反应引起的组织损伤性疾病,相当于武当道教医药的"气瘿"或"肉瘿"。

病因病机

本病之发生,多因情志不畅,忧患气结,肝郁气滞,脾失健运,以致痰湿内停,痰气互凝,循经上行,结于喉结之处所致。肾气亏损,正气不足之体,尤易患病。

辨证要点

1.多见于40岁以上妇女,男女之比为1∶20。

2.发病缓慢,常无特殊症状。

3.甲状腺呈弥漫性肿大,一般不对称,峡部及受累侧增大明显。

4.甲状腺硬韧如橡皮样,与周围组织无粘连。

5.逐渐纤维化,甲状腺可呈多结节状,但附近淋巴结不肿大。

6.部分病人早期可出现甲亢症状,功能检查无甲亢依据,晚期可表现为甲减。

7.甲状腺素替代治疗,甲状腺缩小,硬度减轻。

8.甲状腺球蛋白抗体和微粒体抗体阳性。

9.针吸活组织检查可协助诊断。

鉴别诊断

一、甲状腺癌

慢性淋巴细胞性甲状腺炎与甲状腺癌,两者有时相混一起,在癌组织附近时有局灶性甲状腺炎病变。有报告慢性淋巴细胞性甲状腺炎确实存在微小癌,其恶性肿瘤发生率为11.1%,故需慎重作出全面鉴别。

二、变型性慢性淋巴细胞性甲状腺炎

变型性慢性淋巴细胞性甲状腺炎如原发性萎缩性甲状腺炎,不对称性自身免疫性甲状腺炎,青少年型淋巴细胞性甲状腺炎,纤维化型甲状腺炎和产生 Hashimoto 甲状腺炎,均有不同程度的纤维化和萎缩,甲状腺功能低下。产后甲状腺炎多发生在产后 3～5 个月,多数在几个月内好转,而桥本氏病却可以维持多年不变。

三、其他自身免疫性疾病

同一病人可患甲状腺炎,还可以生重症肌无力、原发性胆管硬化、红斑狼疮、自身免疫性肝病或干燥综合征等,极少数慢性淋巴细胞性甲状腺炎可雷同 Querain 甲状腺炎,表现有发热,颈部疼痛和甲状腺肿大,甲状腺抗体阳性,临床上应严密区分。

施治方法

一、内治法

(一)肝郁气滞证

主证:颈前漫肿,光滑之结节随吞咽上下移动,皮色不变,胸胁胀满,月事不调,舌质淡红,舌苔薄白,脉弦滑。

治则:疏肝理气,解郁消肿。

方药:四海舒郁丸和逍遥散加减:柴胡 10g、青木香 15g、赤白芍各 15g、海藻 30g、昆布 30g、海螵蛸 15g、海蛤 15g、夏枯草 15g、当归 10g、猪茯苓各 15g、八月札 15g。

(二)脾虚痰凝证

主证:颈前结块,按之坚硬如橡皮样,日久不消,随吞咽活动上下移动,面目浮肿,精神萎靡,四肢酸软,舌质淡,舌苔薄白或白腻,脉滑。

治则：健脾化痰，软坚散结。

方药：海藻玉壶汤与参苓白术散加减：海藻 30g、昆布 20g、夏枯草 20g、半夏 10g、贝母 10g、山慈姑 30g、茯苓 15g、莪术 15g、白术 10g、生甘草 10g。

（三）肾虚痰凝证

主证：颈部肿块或软或硬或呈结节状，随吞咽动作上下移动，面目虚肿，表情迟钝，皮肤粗糙，记忆力下降，嗜睡疲乏，大便干燥，小便频数，舌淡苔薄，脉细缓。

治则：调补肝肾，化痰散结。

方药：肾阳虚方选右归饮加减：熟地 15g、黄芪 20g、女贞子 15g、山萸肉 10g、肉桂 5g、蜂房 15g、海藻 15g、贝母 10g、香附 10g、肉苁蓉 15g、杜仲 10g。

肾阴虚方选左归饮加减：熟地 15g、山药 15g、当归 15g、茯苓 10g、甘草 10g、白芥子 10g、白芍 10g、橘叶 10g、女贞子 10g、菟丝子 15g、夏枯草 15g。

二、外治法

局部采用冲和膏或用丁桂散调涂外敷。

三、针灸疗法

1.耳针疗法：甲状腺、内分泌，压豆或针刺。

2.体针疗法：内关、合谷、关元、气海、足三里、三阴交、脾俞，留针 30 分钟。

四、西药疗法

1.甲状腺素征从 30～40mg 开始，每日 3 次。1 周后增加 20mg，3～6 个月后腺体缩小，以后给维持量 60～90mg/日。

2. 强的松 30～40mg/日，1个月后减量，5～10mg/日。

五、手术治疗

一般不采用手术治疗，以防止发生甲状腺功能低下。若发生明显气管压迫已证实甲状腺恶变时可行手术治疗，不宜切除过广，术后一律用甲状腺制剂以防甲减或复发。

护理预防

1. 保持心情舒畅，避免气怒。
2. 经常参加体育锻炼，增强防病能力。

第十八节 血栓性浅静脉炎证治

血栓性浅静脉炎相当于武当道教医药"脉痹""恶脉""赤脉""黄鳅痈""痃症"等范畴。

病因病机

本病多因湿热之邪外侵，寒湿凝滞，痰浊瘀阻，脾虚失运，气虚血瘀等因素，使气血运行不畅，脉络滞塞不通，或外伤染毒，或经脉创伤，气血瘀滞等引发。

辨证要点

1. 病变多发于胸腹壁、四肢及颈部表浅静脉。
2. 沿病变浅静脉及周围组织红、肿、热、痛，呈条索状上下蔓延。
3. 有的可伴全身发热、恶寒表现。
4. 红肿热痛渐消时，病变静脉皮肤呈现浅褐色色素沉着。
5. 病变静脉可形成质地较硬的条索。活动时有牵扯感。
6. 局部伸展或牵拉使皮肤绷紧，可见覆盖于浅静脉的皮肤出现凹陷，形如沟状，且伴牵掣痛。

7.常有外伤、感染、静脉给药等病史。

8.游走性者可见多条静脉受累，此起彼伏。病变呈片块状红肿，并扪及多结节，呈现多片色素表现。

鉴别诊断

一、下肢丹毒

发病部位以小腿伸侧面多见，初起时发热恶寒，继则皮肤出现红斑，色如涂丹，压之退色，放开后即复原，局部灼热、疼痛。红斑边缘稍隆起，与正常皮肤分界明显。与血栓性浅静脉炎之红肿热痛有区别。

二、结节性血管炎

好发下肢，特别是小腿后侧，亦可发生于大腿、上肢。病变呈圆形小结节，潮红色或紫红色，结节表面有色素表现，有的成线状排列，多不发生溃疡。经常反复发作，有自发痛或压痛，病变发展慢，病程长。可侵犯其他器官。本病多发于妇女，常见小腿后侧，虽有红、肿、热、痛，但无条索表现。

三、结节性动脉周围炎

多见于中年男性，常见小腿处，沿小动脉分布的皮下结节，可活动，皮肤色红，伴疼痛，可发生溃疡。容易反复发作，多伴全身发热、关节痛以及胃肠、心肺等同时受累。

施治方法

一、内治法

（一）血热瘀阻证

主证：沿浅静脉走行或静脉曲张团突发出现疼痛，灼热、色红，可触及硬结或条索状物，上下游走，肢体活动不利，可伴全身不适，胸闷纳差，发热等症状，舌质红，苔黄，脉数。

治则：清热凉血，活血通络。

方药：凉血四物汤加减：当归 15g、川芎 10g、赤芍 10g、生地 15g、茯苓 10g、红花 10g、五灵脂 10g、地龙 10g、甘草 10g。

（二）瘀阻脉络证

主证：浅静脉走行呈硬条索状，粗细不等，按之如弦，有不同程度的自发痛、触痛及牵掣痛，牵拉皮肤两端出现凹陷状浅沟，或呈多个硬性结节，皮肤上有浅褐色色素沉着，轻者舌脉变化不大，重者舌质暗红或有瘀斑，脉多沉涩。

治则：活血化瘀，行气通络。

方药：桃红四物汤加减：熟地 10g、当归 10g、川芎 10g、桃仁 10g、红花 10g、地龙 15g、水蛭 6g、山甲 6g、牛膝 10g。

二、外治法

1. 初起：朴硝 100～200g，开水冲溶，熏洗患处，再选用金黄散外敷。

2. 形成条索可选用：活血止痛散，七厘散，茶叶水调敷。

3. 中药熏洗：桃仁 30g、乌药 15g、赤芍 30g、水红花 15g，煎煮后熏洗。

三、单验方疗法

1. 生大黄 500g，紫金锭 10g，加等量面粉，温水或稀醋调敷患处。

2. 冲和散与仙人掌(去皮、刺),捣泥外敷。

3. 活血通脉片、活血止痛散口服,可活血、通络、止痛。

四、针灸疗法

局部针灸法:以针浅刺病变脉管两侧,针距3cm,针柄筑艾塔(注意防止艾火烫伤皮肤),隔日1次。

五、手术疗法

浅静脉血栓继续发展或有侵犯深静脉趋向者,可考虑施以手术,近端结扎受累静脉,远端作剥脱术。

六、光量子血液充氧疗法

能改善血管壁的状态,提高机体抗感染能力,兴奋免疫系统,改善微循环等,达到治疗目的。

护理预防

1. 大运动量开始之前,作好活动前准备。

2. 为减轻疼痛与不适,可适当休息。

3. 忌食高脂、鱼腥之物,避免吸烟。

第十九节 深静脉血栓形成证治

深静脉血栓形成,系指血液在深层静脉内不正常凝结、栓塞,导致血液回流受阻的静脉血管疾患。该病进展快,有可能酿成致命的肺栓塞,临床必须高度重视。相当于武当道教医药的"股肿""脉痹""下肢水肿"。

病因病机

本病多缘湿热蕴结,痰浊瘀阻,气虚血瘀等因素,使气血运行不畅,瘀血阻于阴脉,痹着不通,营血逆行受阻,水津外溢而致。

辨证要点

1. 好发于中老年人。

2. 突然发病，患肢肿胀，疼痛剧烈，皮温增高。

3. 全身发热，脉搏增快，肤色暗红（股紫肿）。或不同程度动脉痉挛，肤色苍白，厥冷汗出，脉弱（股白肿）。

4. 发于小腿深静脉者，小腿肌肉疼痛，肿胀，腓肠肌触痛明显，足背屈时疼痛加重，胫足踝水肿。

5. 髂股静脉血栓形成时，起病急，发热，整个下肢水肿，疼痛，大腿内侧股三角处明显触痛。

6. 个别病例因血栓脱落发生急性肺栓塞时，出现胸痛，呼吸困难，咳嗽，咯血，面色紫绀，血压下降，重者休克。

7. 慢性期肿胀减轻，血栓形成部位远端遗留浅静脉扩张，皮肤增厚，可凹性水肿，皮炎，色素沉着，瘀滞性溃疡。

8. 有长期卧床、久坐不动、外伤、手术、产褥、肿瘤以及其他血管病史。

9. 急性期血白细胞总数增高，静脉血流图、超声多普勒、静脉造影有助诊断。

鉴别诊断

一、下肢静脉曲张

持久站立，重体力劳动者易见，下肢静脉扩张弯曲或屈曲成团，隆起，站立时尤为明显。可有下肢沉重、疲劳感，活动后小腿踝部肿胀明显，伴可凹性水肿，休息后缓解。无明显疼痛，且病程漫长。

二、下肢淋巴水肿

往往有多年病史,发病及病程极缓慢。多发生于足部,开始无痛性轻度水肿,逐渐加重且向上延伸,随着病情进展,皮肤变得厚、粗糙、硬韧,呈橡皮样改变,为非凹陷性水肿。

三、下肢动脉血栓

突发肢体剧烈疼痛,以肢端为甚,厥冷、苍白,感觉丧失,栓塞平面以下动脉搏动减弱或消失,并可由远端发生坏疽。常发生患风湿性心脏病、心房纤颤、动脉粥样硬化性心脏病病人。

施治方法

一、内治法

(一)气滞血瘀证

主证:患肢肿胀,疼痛,肤色苍白或紫暗,扪之烘热或微热,伴胸胁满闷,虚叹不止,舌质暗或淡紫,有瘀点瘀斑,舌苔白或腻,脉数。

治则:行气化瘀,活血通络。

方药:身痛逐瘀汤加减:秦艽15g、威灵仙20g、当归10g、川芎10g、桃仁10g、香附15g、五灵脂10g、地龙10g、牛膝10g。

(二)气虚血瘀证

主证:患肢肿胀久不消退,按之柔软且无明显凹陷性水肿,沉重麻木,朝轻暮重,皮肤发凉,颜色正常或苍白,青筋显露,倦怠乏力,舌淡有齿痕或瘀斑,舌苔薄白,脉沉而涩。

治则:补气、活血、通络。

方药：补阳还五汤加减：生黄芪30g、当归15g、赤芍10g、川芎10g、地龙10g、桃仁10g、红花10g、茯苓10g、炙甘草10g。

二、外治法

1. 冲和膏局部外敷。

2. 熏洗法：桑枝20g、苏木20g、红花20g、朴硝30g、透骨草10g，煎汤，行肢体泡洗。

3. 生大黄粉500g，紫金锭10g，面粉等量，温水，稀醋调敷。

三、针灸疗法

穴位注射：取穴足三里、三阴交、地机、丰隆、阳陵泉。治法：取丹参注射液4ml，每次注射两穴位，每日1次，交替轮流注射。入穴"得气"后注药。15次为1疗程。

四、西药

（一）抗凝疗法

通过延长凝血时间，防止血栓的凝长、繁衍和再发。确诊后即给予抗凝治疗。首选肝素每千克体重1mg，加入5%葡萄糖液体500ml，缓慢滴注，维持6小时。每次给药前半小时，测定凝血酶之值，如大于20分钟，则上述剂量减半，大于25分钟，则暂停给药1次，每日2~3次。1周后，改用双香豆素或新抗凝、华法林纳等口服给药。

（二）溶栓疗法

利用药物激活纤维蛋白溶解系统，使纤溶酶溶解已形成的血栓。一般认为发病72小时之内应用效果最佳。首选链激酶，首次用50万单位，溶于生理盐水100ml中，

15～30分钟滴完。以后每小时10万单位作为维持量滴注,至血栓溶解或病情稳定止,一般疗程3～5天,亦可选用尿激酶,首用量8万～10万单位,分2～3次加入5%葡萄糖盐水内滴注。以后,每日1万～2万单位作维持量滴注,疗程一般12～72小时,亦可适当延长。

（三）祛聚疗法

应用某些药物抑制血小板聚集作用,防止血液在血管内不正常凝结。低分子右旋糖酐具有扩溶作用,可稀释血液,减低血液黏附稠度,能防止血小板聚集。其用量为500ml,每日1～2次,应用1～2周。最好由患肢远端滴注。亦可分别选用阿司匹林、潘生丁、复方丹参注射液等。

五、手术疗法

（一）血栓摘除术

适应症应严格掌握在原发髂股静脉血栓形成,且症状期在48小时之内,身体条件允许,可施行血栓摘除术。

（二）预防肺栓塞手术

对曾经并发过小型肺栓塞或肺栓塞反复发生的病人,视其具体情况,可采用下腔静脉结扎术、下腔静脉折叠术或下腔静脉伞式过滤器安置术。

护理预防

1.下肢深静脉血栓形成患者,早期必须卧床休息,减少活动,防止血栓脱落。

2.为减轻疼痛、水肿促进血液回流,肢体位置宜高于心脏平面20～30cm,膝关节5°～10°屈曲位。

3.卧床10天左右,下肢使用弹力袜或弹力绷带,可适当活动。

4.忌食辛辣、鱼腥等刺激性食物。

5.禁止猛烈活动,避免久站、久坐。

6.避免吸烟。

第二十节 血栓闭塞性脉管炎证治

血栓闭塞性脉管炎是周围血管慢性闭塞性炎症病变,主要侵袭四肢中小动、静脉,尤其是下肢,其特点为血管内特异炎性反应和血栓形成。受累部位因运及营养障碍,导致肢端缺血、坏死、趾(指)节脱落。武当道教医药称此为"脱疽",还有"十指零落""脱骨疗""脱骨疽"等称。

病因病机

脱疽主要缘于先天禀赋不足,正气衰弱,寒湿之邪侵袭,再由于情志太过,房劳损伤,使脏腑功能失调,导致气滞血瘀,脉道阻塞,甚或痹阻不通而发病。

辨证要点

1. 多发于20～40岁青年男性,常有受冻及长期大量吸烟史。

2.肢端发凉、麻木,肤色苍白,出汗减少或无汗,趾(指)背、足背及小腿汗毛脱落。逐渐出现间隙性跛行。

3.患肢腘动脉或肱动脉远端以下动脉搏动减弱或消失。

4.明显静息痛,夜不能寐,常抱膝而坐。

5.肤色紫红或紫暗及致趾(指)或足部发生干性坏疽,感染时患处肿如红枣,腐溃难愈。

6.可伴有反复发作的游走性血栓性浅静脉炎。

7.一般无高血压、高血脂、糖尿病和其他脏器动脉硬化表现。

8.超声多普勒、微循环、血流图、血液流变学、血管造影可提供诊断。

鉴别诊断

一、动脉硬化闭塞症

该病与血栓闭塞性脉管炎同属闭塞性动脉病,其患者年龄多在40岁以上,常双下肢同时发病,上肢亦可有凉、麻、痛感,形成坏疽范围大,发展快,病变多累及大、中动脉,常继发于患高血压、冠心病、脑血栓及全身动脉硬化的病人。

二、糖尿病性坏疽

继发于糖尿病病人,或无明显"三多一少"隐性糖尿病病人,突发或继发某些感染性灶引起下肢坏疽。化验检查血糖增高,尿糖阳性。其坏疽发展迅速,可蔓延至足部及小腿或更高位置,多呈湿性坏疽。

三、多发性大动脉炎

常有肢体慢性缺血的临床表现,但很少发生坏疽,多见于青年女性,其病变同时累及多处大动脉。

四、结节性动脉周围炎

主要侵犯中、小动脉,可表现类似脉管炎的缺血症状。常出现循表浅动脉行径排列的皮下结节。化验检查血清丙种球蛋白增高。活体组织检查可明确诊断。

五、髂股动脉栓塞

临床表现为肢体骤然发生剧痛,并丧失感觉和运动功能,皮肤呈死尸般苍白和冰冷,可有瘀斑,栓塞平面以下动脉搏动消失,栓塞远端形成坏疽,病程发展很快,常继发于严重心脏病病人。

施治方法

一、内治法

(一) 寒湿阻络证

主证:患肢末端喜暖怕冷,肤色苍白冰冷,麻木疼痛,遇冷痛剧,步履不利,多走则疼痛加剧,小腿酸胀乏力,稍休息则痛缓,舌质淡,舌苔薄白,脉沉细,肢端动脉搏动减弱和消失。

治则:温经散寒,活血通络。

方药:阳和汤与当归四逆汤加减:附子10g、牛膝10g、当归20g、桃仁10g、红花10g、地龙15g、细辛3g、黄芪40g、鹿角胶10g。

(二) 血脉瘀阻证

主证:肢端麻木,酸胀疼痛加重,触之发凉,肤色由苍白转为暗红,下垂时更甚,活动艰难。肢体可出现游走性红斑或硬结,疼痛持续加重,彻夜不得入眠。舌质暗红或有瘀斑,舌苔白,脉弦或涩,肢端动脉搏动消失。

治则:活血通脉,行瘀止痛。

方药:桃红四物汤和血府逐瘀汤加减:当归20g、赤芍30g、桃仁10g、红花10g、毛冬青20g、祁蛇10g、牛膝10g、元胡10g、制乳没各10g、生芪20g。

(三) 热毒伤阴证

主证:患肢酸胀、麻木、灼热疼痛,遇热痛甚,遇冷痛缓,皮肤干燥,脱屑,趾(指)甲增厚、变形,生长缓慢,肌肉萎缩,汗毛稀少或脱落,肢端多呈干性坏疽,舌质红或绛,舌苔黄,脉弦细或细数,肢端动脉搏动消失。

治则:清热解毒,益气养阴。

方药:顾步汤加减:黄芪60g、党参10g、当归20g、石斛15g、花粉10g、地丁20g、银花20g、龙葵15g、牛膝15g、生甘草10g。

(四)湿热毒盛证

主证:肢端肤色紫暗、肿胀渐变紫黑,浸润蔓延,溃破腐烂,流溢脓水,肉腐不鲜,重者腐烂蔓延,五趾(指)相传,肢节坏死脱落,痛如火灼,夜间痛甚,常抱膝而坐。可伴全身发热,口渴喜饮,便干溲赤等症。舌红,苔黄腻,脉弦数,肢端小动脉搏动消失。

治则:清热解毒,活血止痛。

方药:四妙勇安汤加减:玄参30g、生黄芪40g、当归30g、银花30g、生甘草30g、蚤休15g、虎杖30g、大黄10g、淡竹叶6g、徐长卿10g、生薏仁30g。

(五)气血两虚证

主证:肢端疮面不鲜,肉芽组织呈灰白色,脓液少而清稀,疮面生长缓慢,疼痛稍缓,皮肤干燥、脱屑、光薄,汗毛脱落,肌肉萎缩。身体消瘦而虚弱,面色苍白,气短乏力,舌质淡胖,脉沉细无力,肢端小动脉搏动消失。

治则:益气补血,活血通络。

方药:人参养荣汤加减:人参10g、当归10g、生黄芪30g、生熟地各10g、茯苓20g、白术10g、阿胶10g、桑桂枝各10g、女贞子20g、牛膝10g、炙甘草10g。

二、外治法

1.熏洗法:未溃,患肢发凉、麻木,肤色苍白或青紫,治宜温经散寒,活血通络。附子10g、姜黄15g、羌活10g、海桐皮30g、威灵仙50g、白芷10g、赤芍30g、桂枝10g,煎煮后熏洗患处。

2.选用冲和膏、藤黄膏、黄连膏外涂。

3.干性坏疽:保护疮面,防止湿化。近端血运改善后,坏疽停止发展,坏死组织与近端产生明显分界,并逐渐分裂,最后在分界处剪除坏死部分。

4.溃后特别注意创面清洁,控制感染,促其新生。干净创面,可选用生肌散、生肌玉红膏外用。创面坏死组织过多时,可分次剪除。创面不鲜时,可选用海浮散、珍珠散、生甘草末香油调敷,或1份九一丹、2份生肌散调涂,促其创面干化。

三、单验方疗法

1.毛冬青树根150g,猪蹄1只,炖煮1～2小时,1日内分服。1～3个月为1疗程。

2.丁香、肉桂、白芷等份研极细末,麻油调敷。

3.大蜘蛛1只,置瓦上焙干,朱砂1g,冰片0.1g,共研细末,撒置腐肉创面。

四、针灸治疗

取穴:合谷、外关、曲池、中渚、足三里、解谿、三阴交透绝骨、阳陵泉透阴陵泉,中等强度刺激。

针灸止痛:取穴环跳、三阴交、足三里、阳陵泉、太冲、合谷、曲池、外关透内关等,强度刺激。

五、其他疗法

1.丹参注射液:4ml,肌肉注射,每日1次。或丹参注射液20～40ml,加入5%葡萄糖溶液内静脉滴注,每日1次,

2周为1疗程。

2.当归注射液4ml,分别穴位注射,取穴曲池、足三里、三阴交、绝骨,每日1次,可间断使用。

3.毛冬青根注射液5ml,肌肉注射,每日1次。

4.高压氧治疗,每日在高压氧舱内行高压氧治疗2~3小时,10次为1疗程。

六、手术治疗

腰交感神经节切除术和肾上腺部分切除术,能解除下肢血管痉挛,促进侧支循环,以改善患肢血供。具有明显缓解静息痛和促进溃疡愈合的作用,近期疗效满意。

还有静脉动脉化、动脉血栓内膜剥除术、动脉旁路移植术、植皮术等,可根据具体病情,分别选用。

护理预防

1.寒冷季节注意肢体保暖,全身不宜受凉。

2.鞋袜不宜过紧,以免影响肢体血运,防止足部损伤。

3.注意肢体保护,防止外伤,积极治疗足癣、甲周感染和溃疡。

4.修剪干净、变形和过硬的趾甲,可先用温水泡洗后再修剪,避免破损。

5.患足不可用过热的液体烫洗,以免加重病情。

6.调理情志,鼓励病人树立战胜疾病的信心,积极配合治疗。

7.注意增加营养,忌油腻、辛辣、鱼腥发物,尤忌吸烟。

8.早期或恢复期要坚持适当的活动,以促进下肢血液循环。

第二章 皮肤病

第一节 银屑病证治

银屑病(牛皮癣)是一种常见的红斑鳞屑性皮肤病,病程缓慢,具有复发倾向,与武当道教医药的"松皮癣"相似。

病因病理

平素血热,感受风邪而致血热风燥;或日久伤阴耗血,而致阴虚血燥,或经脉阻滞,气血凝集,肌肤失养。

辨证要点

皮疹为基底部呈红色的丘疹或斑块,表现覆有银白色鳞屑,剥之有薄膜和点状出血现象,境界清楚,好发四肢伸侧,尤以肘、膝关节为多,其次躯干部、头皮等处,头发常被鳞屑簇集呈束状。伴有不同程度的瘙痒。

鉴别诊断

1. 发蛀(头皮脂溢性皮炎)为略带黄色的红斑,表现有油腻性鳞屑,无束状发。

2. 风癣(玫瑰糠疹)为玫瑰色大小不等的圆形、椭圆形,境界清楚,边缘呈锯齿状,表面有糠状鳞屑,中间色淡,周围为红色环状斑疹,初起有母斑。

施治方法

一、内治法

(一)血热内盛,伤阴化燥

主证：皮疹发生迅速，进展快，多呈点状滴状，覆有银白色鳞屑，不断有新疹出现，剥之有点状出血，瘙痒较重。常伴有心烦口渴，咽痛，大便干，小便黄，舌质红，苔黄，脉弦滑，女性患者经行多前期。

治则：凉血清热。

方药：牛皮癣汤一号：当归15g、生地15g、黄芩15g、土茯苓30～40g、白鲜皮25g、槐花25g、白茅根20g、丹皮15g。

加减：痒甚，加白蒺藜、防风；大便秘结，加大黄、栀子；尿黄，加泽泻；口渴，加花粉；夹湿，加苡米、茵陈；咽痛，加山豆根。

（二）风燥日久，伤阴耗血

主证：病情稳定，皮疹色淡，没有新疹，原有皮疹部分消退，舌质淡，苔少，脉弦细。

治则：养血滋阴，润燥祛风。

方药：牛皮癣汤二号：生地25g、当归15g、白芍15g、玄参15g、土茯苓30g、天冬30g、白鲜皮25g、蝉蜕15g。

加减：脾虚，加白术、茯苓；风盛，加白蒺藜、苦参。

（三）经络阻滞，气血凝集

主证：病程较久，皮疹肥厚，经久不退，舌质紫暗或有瘀斑或斑点，脉涩，女性患有月经量少或有血块。

治则：活血化瘀行气。

方药：牛皮癣汤三号：生地15g、当归15g、丹参20g、桃仁15g、红花15g、陈皮15g、土茯苓20g、白鲜皮20g。

加减：血瘀重者，加三棱、莪术；月经有血块，加益母草。

二、外治法

应视不同阶段、证型特点适当选择应用。

1. 洗剂：侧柏叶、苍耳子、白鲜皮、皂刺。每剂洗 2 次，一日一次。

2. 膏剂：二黄膏，血热型外用；癣药膏，血燥、血瘀型外用。

3. 临床洗剂与膏剂结合使用效果较好，先洗后涂药膏，不宜用膏剂者，可单独用洗剂。

特殊类型

一、牛皮癣红皮症

牛皮癣红皮症大部分是由于治疗不当（使用刺激性药物或过敏所致），全身皮肤呈现弥漫性潮红，皮肤温度增高，浸润脱屑，伴有发热、口渴等症状。证为心火亢盛，复感毒邪，入于营血，蒸灼肌肤所致，治宜清营凉血解毒。方用清营汤加减。

二、脓疱性牛皮癣

脓疱性牛皮癣分二种：一为局限性，好发于掌跖；一为全身性，泛发全身。在银屑病皮疹中有浅在小脓疱，分布较密集，反复发作，脓液培养阴性，偶可同时患有关节病性和脓疱性银屑病。证为素有湿热，复感毒邪，治宜清热解毒除湿。方用五味消毒饮加减。

三、关节病性牛皮癣

患者除有银屑病皮疹外，伴有关节炎症、关节肿胀疼痛，易侵犯手足指（趾）关节、颈椎、骶髂关节，其次是肘膝关节,皮肤症状与关节症状相一致。证为风湿热,痹阻经络,治宜散风清热、祛湿通络。方用独活寄生汤加减。

第二节 湿疹证治

湿疹是一种常见的过敏性炎性皮肤病,与武当道教医药的"浸淫疮""血风疮""绣球风""面游风"等相类似。

病因病机

饮食失节,损伤脾胃,脾失健运,湿从内生,日久化热,脾被湿热所困,复感风湿热邪,内外两邪相撞,充于腠理,浸淫肌肤,湿性重浊黏滞,易伤阴耗血,化燥生风,故缠绵不已,反复发作。

辨证要点

皮疹呈多形性(红斑、丘疹、水泡、糜烂、渗出、苔藓样变等)瘙痒较重,常对称发生,愈后不留疤痕,易反复发作。好发四肢屈侧(肘、腘)、面颊、手足背、阴囊、乳房皱折等处。

鉴别诊断

一、接触性皮炎(漆疮、湿毒疡)

多局限,以局部红肿、水疱、大疱为主,自觉瘙痒,灼热感,边界清,去除病因易治愈,好发于暴露部位和接触部位。

二、神经性皮炎

皮疹呈织席样苔藓样变,境界清楚,自发性剧痒,夜间尤重,好发颈后、两侧,其次是骶部、大腿内侧、阴囊和会阴部。

三、手足癣菌病(鹅掌风、田螺疱)

常呈单侧发生,鳞屑直接镜检真菌阳性。

施治方法

一、内治法

(一)湿热内蕴,热重于湿

主证:发病急,病程短,皮疹以红斑、丘疹为主,伴有身热、口渴,大便秘结,小便短赤,舌质红,苔黄,脉滑数。

治则:清热利湿。

方药:龙胆泻肝汤加减:胆草15g、生地20g、赤芍15g、山栀15g、双花25g、连翘25g、苍术20g、白鲜皮20g、车前子15g、泽泻150g。

加减:热盛,可加公英、黄芩、黄柏;里热盛,加生石膏;痒重,加地肤子、秦艽;便秘,加川军。

(二)湿热内蕴,湿重于热

主证:发病较缓慢,皮疹以水疱、渗出为主,伴有食少纳呆、身倦乏力,甚者腿足身肿,大便溏,小便清长,舌质淡,苔白或白腻,脉滑。

治则:健脾利湿,佐以清热。

方药:除湿胃苓汤加减:苍术15g、白术15g、茯苓15g、黄柏15g、苡米25g、木通10g、山栀10g、当归15g、地肤子10g。

加减:痒重,加苦参、白鲜皮、地肤子;湿重,加猪苓、泽泻。

(三)湿热并重

可综合上述两型辨证施治。

（四）伤阴耗血，血燥生风

主证：病程较长，皮肤浸润肥厚，干燥落屑，瘙痒较重，有抓痕、血痂、色暗、舌质淡、少苔、脉沉缓。

治则：养血、祛风、润燥，佐以滋阴。

方药：当归饮子加减：生地 25g、当归 20g、白芍 15g、元参 15g、丹参 20g、荆芥 15g、防风 15g、苦参 15g、苍术 20g、蝉蜕 15g、白蒺藜 15g。

加减：脾虚，加白术、茯苓；痒重，加白鲜皮；夹湿，加茯苓、泽泻。

二、外治法

1. 溻渍剂：适用于湿重于热型，可用公英或黄柏 30g 煎水取汁。待凉后，用 4～5 层纱布或毛巾浸湿，敷于皮损上。每日 3～5 次，每次 15～20 分钟，间歇期用一效膏外涂。

2. 洗剂：湿热型，热重于湿，用地肤汤外洗：地肤子 30g、千里光 30g、生地 30g、黄芩 15g、蛇床子 15g。

湿重于热，可用苦参汤外洗：苦参 30g、生地 30g、生地 30g、地肤子 20g、黄柏 20g、蛇床子 20g、菊花 20g、虎杖 20g、花椒 20g。

3. 浸剂：适用于伤阴耗血型，重者用斑蝥酒外搽：斑蝥 6g、大枫子 10g、花椒 10g、当归 10g、山栀 10g。泡白酒 500ml（50 度以上），1 周后外搽患处。

4. 粉剂：湿热型，热重于湿，用柏黛散、黄柏、青黛各 50g，轻粉 10g，铜绿 10g，共研细面，外搽患处。

湿重于热用二黄散外搽：黄柏、黄连各等份。共研极细面，外搽患处。

5.膏剂：伤阴耗血型，可用湿润疹软膏：青黛 10g、炉甘石 20g、枯矾 5g、黄柏 20g、冰片 0.5g、麻油 50ml，凡士林适量。

将上药分别研极细面，过 100 目筛，加入已温热的麻油中，搅匀，再分次加入凡士林中搅匀，待温度降至约 40 度时，加入冰片，即可外用。

附：婴儿湿疹

婴儿湿疹（异位性皮炎）与祖国医学文献的"胎敛疮""奶癣"相似。

多见于 1 个月至 1 岁左右哺乳期婴儿，其皮疹有红斑、丘疹、水泡、糜烂、渗出、结痂、脱屑等，主要发生于头面部，重者也可在躯干、四肢发生。自觉剧痒，易反复发作，断乳后常自愈，少数可持续发展至儿童期，甚至成年期。多伴有恶心、呕吐、便溏、尿少、舌淡、苔白或白腻。证为脾胃虚弱，湿热内蕴，治宜健脾利湿，佐以清热。方用消风导赤汤加减。

第三节　神经性皮炎证治

神经性皮炎，是皮肤常见的一种神经官能病，与武当道教医药的"牛皮癣""摄领疮"等相类似。

病因病机

多由情志不畅，肝气郁结，肝郁化火，或气机不畅，气血凝滞，耗伤阴血，血虚风燥，或湿热内蕴，复感风邪，蕴于肌肤而致。

辨证要点

患部皮肤肥厚、干燥,皮纹加深,互相交错,皮嵴隆起,呈菱形或多角形,织席样苔藓样变,境界清,自觉阵发性瘙痒,夜间尤重,好发于颈后两侧、骶部、肘伸面、大腿内侧、阴囊及会阴部。

鉴别诊断

一、湿疹(伤阴耗血型湿疹)

多有急性湿疹发作的病史。

二、扁平苔藓(紫癜风)

为多角形扁平丘疹,表面有蜡样光泽,呈紫红色,口腔黏膜有乳白色斑状,好发于腕部屈面、前臂、小腿伸侧、躯干等处。

三、原性淀粉样变

为粟粒大小棕色丘疹,密集成斑块,而不融合,表面粗糙,好发于小腿侧面。

施治方法

一、内治法

(一)血虚风燥,肌肤失养

主证:皮疹色淡,皮肤浸润肥厚,呈苔藓样变,瘙痒较重,伴有心悸、健忘、舌淡、苔薄、脉沉细,女性患者常有月经不调。

治则:养血润燥,祛风止痒。

方药:四物消风饮加减:当归15g、生地20g、川芎10g、荆芥15g、防风15g、白鲜皮20g、苦参10g、苍耳子10g、地肤子20g、丹参15g。

加减：心悸、健忘，可加酸枣仁、柏子仁。

(二)风湿蕴阻，肌肤失养

主证：皮疹色褐红，呈全身泛发，皮肤肥厚，阵发性剧痒，夜间尤重，苔薄或白腻，脉濡缓。

治则：祛风利湿，润肤。

方药：疏风清热饮加减：全虫6g、皂刺6g、防风10g、白蒺藜15g、苦参20g、白鲜皮20g、当归15g、麦冬15g。

加减：痒重，加蜂房、蝉蜕；热重，加丹皮、黄芩。

(三)肝气不舒，郁久化火

主证：皮疹为成片红色丘疹，痒甚，伴心烦易怒或精神抑郁，两胁胀痛，眩晕，口苦咽干，舌边尖红，脉弦数。

治则：疏肝理气，清肝泻火。

方药：丹栀逍遥散加减：丹皮15g、栀子15g、柴胡10g、胆草10g、生地20g、白芍15g、当归10g。

加减：热重，加菊花30g、公英30g。

附：皮肤瘙痒症（隐疹）

皮肤瘙痒症自觉皮肤瘙痒，而无原发性损害，是较常见的皮肤病，与祖国医学文献记载的"痒风""隐疹"相类似。

初起无皮肤损害，自觉瘙痒，多呈阵发性，经反复搔抓，患处可出现抓痕、血痂、色素沉着、苔藓样变、皮肤干燥脱屑。证为血虚风燥、肌肤失养，治宜养血润燥，疏风止痒，方用四物消风饮加减。

第四节　荨麻疹证治

荨麻疹是一种常见的过敏性皮肤病,与武当道教医药的"风湿疙瘩""风疹"相类似。

病因病机

平素体虚卫外不固,复感风热、风寒之邪,郁于皮毛腠理,或心经火盛,血热生风,或胃肠积热,复感风邪。

辨证要点

为大小不等、形状不一的风团,呈淡红色或瓷白色,边缘清楚,周围有红晕,自觉瘙痒,皮疹发生和消失快,反复发作。

鉴别诊断

与多形性红斑相鉴别,皮疹呈多形性,有典型的彩虹状,好发于手掌、手背、足底、足背、前臂等处。

施治方法

一、内治法

(一)风热束表,肺卫失宣

主证:发病急,风团色红,剧痒,伴有发热、恶风、咽喉肿痛或恶心,腹痛,大便干,小便黄,遇热皮疹加重,舌苔薄白或薄黄,脉浮数。

治则:辛凉解表,宣肺清热。

方药:银翘散加减或麻杏石甘汤加减,重用生石膏:

荆芥 15g、防风 10g、银花 25g、僵蚕 10g、牛蒡子 10g、丹皮 15g、浮萍 10g、薄荷 10g、黄芩 10g、甘草 10g、生石膏 50g(先煎)、连翘 10g。

加减：大便干，加大黄；小便黄，加泽泻。

(二)风寒束表,肺卫失宣

主证：皮疹色淡，遇风冷皮疹加重，口不渴，尿多，或腹泻，舌淡，苔白，脉浮紧。

治则：辛温解表，宣肺散寒。

方药：麻黄汤或麻杏石甘汤加减：麻黄15g、杏仁10g、荆芥15g、防风10g、蝉衣15g、浮萍15g、姜皮15g、陈皮10g、白鲜皮20g、甘草10g、生石膏50g（先煎）。

加减：遇风加重者，加黄芪、防风、白术。

(三)热伤阴血

主证：皮疹反复发作，或抓上进后起条状斑块，午后或夜间加重，伴有心烦，失眠，口干，手足心热，舌红少津，苔薄，脉沉细。

辨证：阴血不足，风邪束表。

治法：滋阴养血，疏风清热。

方药：当归饮子加减：当归15g、熟地15g、荆芥15g、防风10g、浮萍15g、白芍20g、鸡血藤20g、白蒺藜15g、地骨皮20g。

加减：心火盛，加栀子、黄芩；胃肠积热，加大黄。

二、外治法

1. 散剂：一效散外涂。
2. 酊剂：蛇床子、冰片酒浸外涂。

附：丘疹性荨麻疹

丘疹性荨麻疹（荨麻疹样苔藓），也是一种过敏性皮肤病，多见于幼儿和学龄前儿童，春夏两季较多，与武当道教医药的"水疥"相类似。皮疹表现为黄豆大至花生米大小的水肿性红色丘疹,中心可出现水疱,个别为大小疱,剧痒,抓破后易继发感染。证为内蕴湿热,复感风邪毒虫,治宜祛湿清热,解毒疏风,方选消风导赤汤加减:

白鲜皮10g、生地20g、赤苓10g、苍术10g、牛蒡子10g、银花15g、灯心草5g。

第五节 癣菌病证治

癣菌病是一种常见的真菌感染性皮肤病,与武当道教医药的"癣"症相类似。

武当道教医药认为,癣是湿热生虫、相互染易而致。根据致病菌种和皮疹的特点,分述如下:

一、头部白癣(白癣疮)

(一)皮疹特点

头皮患部为圆形或椭圆形大小不等的片状灰白色鳞屑斑,其上毛发干枯无光泽,易折断,有白鞘,形成参差不齐的短发,病发易拔除,有的青春期可不治自愈,愈后不留疤痕。病发直接镜检可见铁锈色小孢子菌,《诸病源候论》说:"白秃之侯,头上白点斑驳,初似癣而上有白屑,久则成生痂成疮,遂至偏头洗刮,除其痂,头皮疮孔如筋头大,里有脓汁出,不痛,而有微痒时,其里有虫,甚细微难见。"这些记载比较客观地概括了本病的临床特征。

(二)鉴别诊断

1.脂溢性皮炎(发蛀),头皮见有红斑,上覆油腻性鳞屑,真菌阴性。

2.银屑病,皮疹上毛发被鳞屑簇集呈束状,边界清楚,剥之点状出血。

(三)辨证施治(以外治为主)

1.苦参 30g、生地 30g、黄柏 20g、蛇床子 30g、地肤子 30g、白菊花 20g、川椒 20g、紫草 20g,煎水洗,每日 1~2 次。

2.番木鳖、当归身、藜芦、黄柏、苦参、杏仁、狼毒、白附子、鲤鱼胆。上药除鲤鱼胆,其他各药分别研极细面,用真芝麻油、鲤鱼胆汁将药面调成软膏外搽患处,每日 1 次。

二、头部黄癣(癞头疮)

(一)皮疹特点

为碟状的豆腐渣样黄色厚痂,有特殊的鼠尿样臭味,毛发脱落,愈后留下萎缩性疤痕。

(二)鉴别诊断

化脓性毛囊炎,有与毛囊一致的,周围红晕,中间有脓头,并有毛发穿过,毛发无脱落,一般无疤痕。

(三)辨证施治

内治法:防风、荆芥、连翘、薄荷、川芎、当归、炒白芍、白术、山栀、大黄(酒蒸)、芒硝、石膏、黄芩、桔梗、甘草、滑石。上药共研细面,炼蜜为丸,每丸 6~9g,每日 2 次,开水冲服。功能散风清热,化湿解毒。

外治法:同前。

三、手足癣(鹅掌风、脚气)

(一)皮疹特点

手掌、足跖常呈单侧或双侧角化、干裂、脱屑,基底淡红,微痒,真菌检查阳性。

（二）鉴别诊断

脓疱性银屑病,掌跖部有深部脓疱,脱屑,真菌检查阴性。

（三）辨证施治

1.内治法：当归(酒洗)、羌活、防风、升麻、猪苓、泽泻、黄芩(酒炒)、葛根、苍术、白术(土炒)、苦参、知母、甘草各用10~15g。每日1剂,水煎2次,两次煎汁合匀,分3次服。功能：利湿止痒,清热止痛。

（2）外治法：苦参、黄柏、生地、蛇床子、地肤子、白菊花各30g,川椒20g。水煎外洗。另用：轻粉10g、黄柏30g、三仙丹5g、枯矾10g,研极细面,外搽患处。

附：趾指糜烂型手足癣(溴田螺),为深在性小水疱,剧痒,常因瘙痒抓而继发感染,主为内蕴湿热,复感毒邪,治宜清热利湿,佐以解毒。方药除湿胃苓汤加公英、连翘、双花、黄柏等,或合用消炎片、二妙丸。外治法同前。

四、甲癣(爪风)

（一）临床特点

初起指趾甲远端开始失去光泽,增厚变脆,凹凸不平,呈灰白色或棕黑色,重者甲板与甲床分离,真菌检查阳性。

（二）鉴别诊断

营养不良,慢性湿疹,化脓性甲沟炎后,趾、指甲变形,真菌检查阴性。

（三）辨证施治

以外治为主，凤仙花粉加枯矾，蜂蜜混匀，反复剪甲后涂用。

五、股癣（骚股癣）、体癣（金钱癣）

（一）皮疹特点

初起为淡红色斑点，渐扩大呈现有鳞屑的炎症红斑，边缘呈堤状隆起，有丘疹、水疱，境界清楚，呈环形，真菌检查阳性。

（二）鉴别诊断

环形红斑，无边缘隆起，水疱，丘疹，真菌检查阳性。

（三）辨证施治

治癣秘方：三仙丹10g、轻粉10g、铜绿10g、枯矾6g、黄柏2g、博落回30g。上药分别研极细末，用凡士林调成35%软膏外搽患处。

治癣秘方：生半夏10g、生苦楝子10g、白及10g、白蔹10g、蚤休10g、斑蝥5g。共研极细末，调膏外用。

第六节 痤疮证治

痤疮是一种常见的皮肤附属器性皮肤病，与武当道教医药的"肺风粉刺"相类似。

病因病机

饮食不节，损伤脾胃，脾失健运，水湿内停，郁久化热，湿热上蒸于肺，肺胃湿热，复感毒邪。

辨证要点

为毛囊性丘疹，黑头粉刺，压模疤痕，脓头，囊肿，好发于前额、两颊、下颌、颈部、前胸、后背，稍痒。

鉴别诊断

面部湿疹（湿疡）呈多形性，对称性分布，瘙痒较重，无黑头粉刺。

施治方法

一、内治法

肺胃湿热，外感毒邪

主证：典型痤疮皮疹，伴有食多，口臭，喜冷饮，大便秘结，舌苔白或腻，脉弦滑。

治则：清肺胃湿热，佐以解毒。

方药：枇杷清肺饮加减：枇杷叶 15g、桑白皮 15g、黄芩 15g、栀子 15g、野菊花 20g、赤芍 15g、白茅根 15g、槐花 10g、苦参 10g。

加减：毒热盛，加银花、连翘；痒，加白鲜皮。

二、外治法

1. 颠倒散或二黄散水调外敷。
2. 地肤汤外洗。

附：囊肿性痤疮

囊肿性痤疮为痤疮严重阶段，与武当道教医药的"面疱"相类似，皮疹损害以囊肿、疤痕为主。证为禀性不耐，脾胃积热，上蒸于肺，日久痰瘀积聚。治宜凉血清热，消痰软坚。

方药：凉血四物汤，加夏枯草、贝母。

外治：同痤疮。

第七节　红斑性痤疮证治

红斑性痤疮也是一种常见的皮肤附属器性皮肤病,与武当道教医药的"赤鼻""酒糟鼻子"相类似。

病因病机

饮食不节或过食辛辣,使胃热熏蒸,肺经血热,复感毒邪,或日久血瘀凝滞。

辨证要点

鼻尖及鼻翼、两颊、皮肤潮红,皮脂溢出,毛孔扩大,血管扩张,重者形成鼻赘。

鉴别诊断

盘状红斑狼疮(花蝴蝶):为对称性盘状损害,中间萎缩凹陷,毛细血管扩张,边缘隆起,覆有垢性鳞屑,有角栓,境界清楚。

辨证施治

一、肺经血热

主证:皮疹潮红弥漫,伴有口渴,大便干,舌质红苔黄,脉滑数。女性患者常有月经先期,量多。

治则:凉血清热。

方药:凉血四物汤加减:当归15g、生地15g、川芎15g、白芍15g、黄芩15g、赤茯苓15g、红花15g、陈皮10g、生甘草10g。

加减:毒热盛,加银花、连翘;便秘,加川军。

二、肝经郁热

主证:皮疹潮红,脓疱,伴有心烦易怒或精神抑郁,两胁、少腹胀痛。女性患者月经先期,经量多。

治则:疏肝清热。

方药:丹栀逍遥散加减:当归15g、白芍15g、生地20g、柴胡10g、黄芩10g、丹皮10g、丹参20g、炒枳壳10g、白花蛇舌草30g。

加减:毒热盛,加银花、连翘;便秘,加大黄。

三、热煎血瘀型

主证:皮疹一般局限于鼻尖、两翼,色紫暗,伴有舌紫暗或有瘀斑,脉沉涩。女性患者月经先期,量多,有血块。

治则:清热凉血活血。

方药:凉血四物汤、通窍活血汤加减:当归15g、生地15g、赤芍10g、红花15g、陈皮10g、黄芩15g、桃仁10g、石菖蒲10g、生姜10g。

加减:鼻赘显著,加夏枯草、贝母。

第八节 白癜风证治

白癜风是一种常见的色素障碍性皮肤病,与武当道教医药的"白驳风"相类似。

病因病机

七情内伤,肝气郁结,气机阻滞,复感风邪,搏于肌肤,气血失和。

辨证要点

为突然出现的单个或多个大小不等,形状不规则的白色斑片,边缘色素加深,磨擦充血。

鉴别诊断

贫血痣,为网状白色斑片,无边缘色素加深,磨擦不充血。

施治方法

一、内治法

主证:颜面躯干白斑,伴有精神抑郁或烦躁易怒,或两胁、少腹胀痛,舌淡或有瘀点,苔薄白,脉弦数。

治则:养血疏风,调和气血。

方药:白驳丸加减:当归15g、黄芪30g、鸡血藤20g、防风15g、红花10g、桃仁10g、制首乌20g、白蒺藜15g、陈皮10g、甘草10g、柴胡15g。

二、外治法

补骨脂30g、冰片1g,75%酒精浸泡一周后外涂。

治白癜风武当秘方1:沙苑子、丹参、赤芍、当归、白芍各15g,远志、荆芥各10g。共研细末,炼蜜为丸,每丸重10g,每服1丸,日3次。

治白癜风武当秘方2:桑葚子、黑芝麻、制首乌、五味子、红花、合欢花、焦山楂各30g。共研细末,炼蜜为丸,每丸10g,每次1丸,每日3次。

第九节 肝斑证治

肝斑也是一种皮肤色素障碍性皮肤病,与武当道教医药的"黛黑斑"相类似。

病因病机

肾气不足,肾水不能上承,或肝郁气滞,郁久化热,灼伤阴血,气血失和。

辨证要点

淡褐或深褐色斑片,境界清楚,常对称分布鼻背、两颊。

辨证施治

一、肾阴不足型

主证:对称性褐色斑片,伴有腰酸、心烦、失眠、多梦,舌质淡红,苔薄黄,脉沉细。

治则:滋阴补肾。

方药:六味丸加减:熟地20g、山药15g、山萸肉15g、茯苓15g、丹皮15g、泽泻10g、龙眼肉15g、沙参10g。

加减:心火亢盛,加栀子、莲子心。

二、肝郁气滞,气血不和

主证:对称性褐色斑,伴有急躁易怒,胸胁胀痛,女性患月经不调,舌苔薄白,脉弦。

治则:疏肝理气,调和气血。

方药:逍遥散加减:柴胡15g、当归15g、白术15g、白芍15g、茯苓15g、甘草10g、生姜10g、薄荷10g、生地15g、黄芪20g、丹参20g、紫草10g。

第十节　疣病证治

本病是由病毒通过接触传染而引起的一种皮肤病。临床上常见的有寻常疣、扁平疣、传染性软疣、蹠疣、丝状疣、指状疣、尖锐湿疣等。武当道教医药所称的千日疮、枯筋箭、疣目类似寻常疣,鼠乳类似传染性软疣,其他种类疣均统称为疣,俗称瘊子或竖头肉。

病因病机

1. 忧郁伤肝,肝虚血燥,筋气不荣,风邪搏于肌肤而赘生。

2. 局部遭受外伤后,在机体抵抗力低下的情况下,病毒乘虚而入,或者因为搔抓而自身传播,亦可通过接触而引起。

辨证要点

一、寻常疣

好发于手背、指(趾)部等处。初起损害为针头至黄豆大小,或更大的角质增生性突起,日久破裂,趔出筋头,表面蓬松枯槁,状如莲花。少则一二处,多则数十处,甚至个别病例可达百个以上。生于指甲边缘者,可向指甲下蔓延。多数是无自觉症状,用手挤压有疼痛感,碰撞或摩擦后容易出血。常有初发疣治愈后,继发疣有时也自行消失的现象。

二、扁平疣

多生于青年男女的颜面和手背等部位。皮损为扁平坚实性丘疹,针头至黄豆大小,呈淡褐色或近于正常皮肤颜色。多数无自觉症状,少数有轻微瘙痒感。

三、传染性软疣

好发胸膺躯干部位,以儿童为多见,皮损为平球形黄豆大或更大的隆起,中央呈脐窝,形如鼠乳,有蜡样光泽,常是散在分布或数个一群,挤压后可见豆腐样小栓。

四、跖疣

多生在足底受压部分或趾间。皮损为黄豆大或更大的角化性丘疹,坚实外观像胼胝,有压痛,除去表面角质,可见疏松角质呈乳头状,挑破后容易出血,数目多者可融合成片。足部外伤或多汗易发本病。

五、丝状疣

好发在眼皮、颈部等处,任何年龄均可见。皮损是细软的丝状隆起,一般不超过 1cm 的高度,无自觉症状。

六、尖锐湿疣

发生在皮肤黏膜交界处,以肛周最为常见。皮损为淡红色或污秽色,呈菜花状突起,有痒感。要与梅毒相鉴别。

七、指状疣

多生于指(趾)间、头皮等处。皮损为黄豆大,有许多线状突出,常有角质样的尖端。

施治方法

一、单验方

鸦胆子仁 5 粒。先将患部用温水浸洗,用刀刮去表面角质层,然后将鸦胆子捣烂贴患处,外用胶布黏住。三至五日换一次。

二、内治法

适用于扁平疣,或损害泛发的寻常疣、蹠疣。

治则:平肝软坚,清热解毒。

方药:生龙牡、生苡仁、生龙齿、马齿苋、生赭石各 30g,大青叶、连皮苓各 12g,柴胡 3g、银花 15g。

水煎,每日 1 剂,分 2 次内服,10 剂为一疗程。

加减法:损害顽固者,加丹参 15g、乌梅 6g。

此外,还可服用:

1.生苡仁 60g,煎汤代茶饮。

2.生煅牡蛎各 30g、金钱草 60g、红花 9g,水煎内服。孕妇忌用。

3.马齿苋 50g、败酱草 20g、紫草 6g、板蓝根 20g、赤芍 10g、红花 6g、桃仁 6g、薏苡仁 30g、菌陈 20g、银花 10g。水煎服,连服 6 剂。

三、其他方法

(一)寻常疣

1.灸法:寻常疣表面先用 75%酒精消毒,将艾炷置疣体上,点燃任其烧灼,烧到基底部时可听到爆炸声。一至三天后用镊子钳去疣状物的残留部分(有时遗留一个浅表的凹陷面),涂紫药水,用消毒纱布覆盖,一周后,创面愈合,不遗留瘢痕。寻常疣如生于手指、足趾处,可在局部麻醉下施灸,减轻病人痛苦。

2.推疣法:在疣的根部用棉花棒或刮匙(刮匙头部用棉花包裹)与皮肤成 30 度的角度,向前用力均匀推,有的疣即可推除。推除后,表面压迫止血,涂上龙胆紫溶液即可,并用纱布盖贴。如疣体表面角化明显,或生于指(趾)部,则在局部麻醉下进行推除。

3.摩擦法:取新鲜荸荠削去皮,用其白色果肉摩擦疣体,每日 3~4 次,每次摩至疣体角质层软化、脱掉,微有痛感或点状出血为度,一般数天可愈。

4.腐蚀法:千金散水调外敷,2~3 天一换。

5.水针疗法:用维生素 B_{12} 100μg,或 0.25%普鲁卡因 1ml,呈 45°角度针骨空穴 3cm 深,左右拇指各注 0.5ml,每日 1 次,10 次为一疗程。

6.耳针法：针肺、皮质腺、肝,每日1次。

7.洗药：香附、木贼草各60g,加水1000ml,煎沸后洗涤患处,每日2次,10次为一疗程。

(二)扁平疣

洗药：鲜马齿苋30g(干者加倍),苍术、蜂房、白芷、陈皮各9g,蛇床子、苦参各12g,加水1500ml,煎沸后洗涤患处,一日2~3次,10次为一疗程。

耳针法：同寻常疣。

(三)传染性软疣

钳夹法：消毒后用蚊式镊子,钳除皮损豆腐渣样小栓,外涂紫药水即可。损害较多,可分批治疗,隔3~4天再治1次。

(四)跖疣

洗药：同扁平疣方。

钝刮法：疣体消毒,局麻后,用刀尖轻划跖疣四周,再用钝刮器剥离疣体,使之与正常组织完整分离,遗留疮面止血、包扎。一次可愈,但有少数复发。

(五)丝状疣

结扎法：数目少者,用头发结扎疣的基底部,3~5天后,疣体脱落即愈。

(六)尖锐湿疣

洗药,同扁平疣方。

(七)指状疣

推疣法、腐蚀法均同寻常疣。

第十一节　单纯疱疹证治

单纯疱疹,武当道教医药称为热气疮或热疮,或称时气口疮。《疡医大全》根据本症多发于口角的特点,又称之为剪口疮。是由病毒引起的一种皮肤病。多种高热病后常可并发,在机体抵抗力低下时又常复发。

病因病机

外受风热之毒,客于肺胃两经,蕴蒸皮肤而生。

辨证要点

本病常见于高热病的发病过程中,如猩红热、感冒、痢疾等,但无高热病者也可发生,如月经来潮、妊娠、消化不良等。好发于皮肤黏膜交界处,如口唇及鼻孔的四周、面颊、外生殖器等处。初起皮损为密集成群的针头大小的水疱,四周红晕,常为一群,亦有二三群的,疱液澄清,破裂后露出糜烂面,逐渐干燥结痂而愈,留有轻微色素沉着,自觉有灼热瘙痒感。病程历时一周左右,可自愈,但常反复发作。病情较重的可引起颌颈部淋巴结肿大疼痛。

鉴别诊断

应与带状疱疹、脓疱疮相鉴别。带状疱疹为成群水疱沿外围神经分布,排列成带状,伴有剧痛和烧灼感。脓疱疮为好发于儿童的面、手部,多见于夏季,皮损为散在性黄豆大小的水疱或脓疱。

施治方法

一、内治法

治则:清热,解毒。

方药：黄芩石膏汤：黄芩 5g、生石膏 15g、知母 3g、大青叶 9g、二花 10g、连翘 5g、竹叶 10g、白茅根 10g、木通 3g。

加减法：痒感重者，加杭菊花、桑叶；反复发作，加黄芪、茯苓，还可用板蓝根、马齿苋、紫草、苡仁米，水煎服，对部分复发病例有帮助。

二、外治法

洗药：马齿苋水洗剂，马齿苋 120g，湿敷，一日 3~5 次。

粉剂：王露散，芙蓉叶研细面，用植物油调成糊状，涂搽患处，一日 2~3 次。

第十二节　传染性红斑证治

传染性红斑，在武当道教医药文献里尚未查到恰当的类似病名，不过从临床经过来看，似乎可以纳入温病发斑的范围。

病因病机

风热之邪，初客太阴，内郁阳明，或者直窜营分而发。

辨证要点

多见于 4~12 岁的儿童，常是成批发生。皮损主要是见于面部（鼻部除外）及四肢，对称分布；损害为鲜红略带水肿的大片红斑，边缘清楚，有时面下部边缘为一条红线，其内为一狭窄的正常皮肤带，再向内侧为大片红斑，四肢损害呈多环形或花纹样，在气温低时若隐若现，在温暖时则很清楚，没有鳞屑。一般无其他症状，少数局部偶有微痒或烧灼感,间有发热不舒,病程为一周左右,愈后不留遗痕。

施治方法

一、内治法

治法:清气凉营解毒。

方药:白虎解毒汤:生石膏 30g、丹皮 6g、玄参 10g、知母 6g、赤芍 10g、连翘 10g、板蓝根 15g、白茅根 15g、二花 10g、大青叶 10g。

二、外治法

用黄芩洗剂:炉甘石 10g、黄芩 30g、冰片 3g。有安抚保护作用。

第十三节　水痘证治

水痘是病毒所致的急性传染病。它的临床特征为皮肤黏膜上分批出现的斑疹、丘疹、水疱和痂疹,并伴有轻度的全身症状。《婴童百问》说:"有发热一二日而出水疱即消者,名曰水痘"。《疡医大全》也说:"水花儿即是水痘,遍身扛手,其色白而淡,且无红,是水花儿,莫作正痘看。"武当道教医药对水痘有比较深刻的认识,并积累了较好的治疗方法。

病因病机

风热郁于肌表而发。

辨证施治

突然发作,初起有发热畏寒,烦躁和全身不适等症状。皮疹为全身性,疏散分布,头皮、口腔黏膜常可累及,损害为高粱米大小的发亮水疱,位于炎性基底上,一出即灌清浆,无痘脐,随出随扁,伴有痒感,病程有自限性。

偏于气分,名曰水痘。透点较稀,痘出露珠,明亮纯系水疱,出后二至三天即回没,发热烦躁轻,或不发热。

偏于血分,名曰赤痘。透点较多,痘出有根盘,周围有红晕,一周左右而回没,发热烦躁,重者有抽搐现象。

不典型的水痘有大疱型、坏疽型和出血型,在临床上很少见。

鉴别诊断

在临床中要与下面皮肤病相鉴别。

1. 婴儿脓疱疮常见于初生婴儿,损害常比绿豆大,内容物混浊或有脓液,全身反应严重。

2. 带状疱疹皮疹沿一定的神经干分布,不对称,一般不超过躯干的中线,局部有显著的灼热痛感。

施治方法

一、内治法

偏于气分治法,辛凉透表,疏风清热解毒。

方剂:银翘散加减。

外方:银花、连翘各 12g,竹叶、荆芥各 6g,地丁 9g,蝉衣、甘草各 3g,薄荷 2g(后入)。

水煎,1 日 1 剂,分 3~5 次内服。

偏于血分治法:清营凉血,解毒疏风。

方剂:清营汤加减。

方药:绿豆衣、生地各 12g,玄参、赤芍、大青叶、连翘、银花炭各 9g,丹皮、麦冬、紫草、甘草各 6g。服法同上。

加减法：夹湿，加苡仁、泽泻、法半夏；痒甚，加刺蒺藜；余邪未清，加麦冬、沙参、花粉。

二、外治法

洗药：马齿苋水洗剂湿敷，一日三至五次。此剂适用糜烂明显阶段。

粉剂：青黛散、青吹口散，任选一方，用植物油调成糊状，涂刷损害区，一日二至三次。此剂适用于化脓感染阶段。

第十四节　牛痘样湿疹证治

《外科大成》说："痘风疮，先则细疮作痒，次沿成片，脂水浸淫"。武当道教医药对痘风疮的临床描述，与牛痘样湿疹是比较接近的。

病因病机

痘风疮多是痘毒邪风侵入肌表，同时啖食腥臭动风食物所致。

辨证要点

本病大都发生于原患有婴儿湿疹的幼儿或儿童，多数有痘或接触种痘者的病史。皮损多限于面部和肩部有湿疹的部位，间或见于黏膜。损害为成群的水疱或脓疱，扁平发亮，呈乳白色，如西瓜子大小，多而密麻，局部淋巴结肿大，伴有高热、恶心和呕吐等全身症状。

鉴别诊断

本病要与脓疱疮、天花相鉴别。

1.脓疱疮好发于夏秋季，皮损多见于暴露部位，为散在脓疱,一般无湿疹病史,亦无较重的全身反应。

2.天花无湿疮病史同时存在,皮疹为全身性、广泛性、一致性。全身症状严重。

施治方法

一、内治法

治法:疏风解毒。

方剂:银花升麻汤:银花 12g、升麻 3g、连翘 10g、牛蒡子 10g、生地 10g、地骨皮 10g、蝉衣 6g、黄芪 10g、甘草 3g。水煎,1 日 1 剂,分 3 次内服。

加减法:皮疹鲜红,加紫草、红花;高热,加玳瑁、水牛角、绿豆壳;痒重,加苦参、刺蒺藜、制首乌。

二、外治法

1.洗药:马齿苋 60g、大青叶 30g,加水 1000g,煎后湿敷,一日 3~5 次。

2.粉剂:三豆散:黑豆、绿豆、赤小豆各等份为细面,醋调如糊外敷患处。

第十五节 多形性红斑证治

多形红斑是一种急性炎症性皮肤病,病因目前还不太清楚,但多数认为常因药物、感染以及春秋季节性原因而诱发。因此,可能是一种过敏性皮肤病。其临床表现与武当道教医药里关于猫眼疮(一名寒疮)的描述相类似。如《医宗金鉴》说:"初起形如猫眼,光彩闪烁,无脓无血,痛痒水肿,久则近胫。"这段记载抓住了本病的典型损害——虹膜样损害(猫眼)。

病因病机

脾经久郁湿热,复被外寒所侵凝结而成。

辨证要点

临床上分轻型和重型两类。

轻型:损害发生在手背、足背、前臂、小腿伸侧、面部及颈侧等处;皮损为多形性,有斑疹、丘疹、水疱或大疱,但以丘疹形多见,常带水肿,典型的可有虹膜样损害;病程具有自限性,但常复发。

重型:初起时伴有高热、头痛、乏力等严重的全身症状,损害广泛,黏膜常累及,皮肤损害为斑疹、丘疹、水疱、大疱或紫癜,可有内脏病变,病情比较严重。

施治方法

一、轻型治法(解毒渗湿)

处方1:清肌渗湿汤:苍术10g、厚朴10g、陈皮10g、甘草6g、柴胡6g、木通6g、泽泻10g、白芷10g、升麻5g、白术10g、栀子10g、黄连10g、生姜10g、灯草3g

处方2:凉血五根汤:白茅根15g、青木香6g、茜草根10g、紫草根10g、板蓝根20g。

处方3:凉血消风散:当归15g、生地15g、知母10g、生石膏20g、苦参10g、牛蒡子10g、蝉衣6g、胡麻仁10g、防风10g、荆芥10g、苍术10g、木通6g、甘草5g。

二、重型治法(凉血、清热、解毒)

方药:犀角地黄汤加味:犀角1.5g(或水牛角15~30g)、丹皮9g、生地炭、银花炭、连翘、石斛各15g、紫草12g、沙参、生苡仁各30g,红花、甘草各6g。服法同上。

加减法：气虚，正不胜邪，加西洋参、生黄芪；四肢厥冷，加制附片、上肉桂；毒热炽盛，酌服犀黄丸。

第十六节　结节性红斑证治

结节性红斑多见于青年女性，春秋好发。武当道教医药文献称为瓜藤缠。

病因病机

外感风邪，内有湿热，蕴蒸肌肤，经络阻隔，血凝气滞，结块而成。

辨证要点

本病好发于青年女性，以春秋两季多见。发病前常有或轻或重的畏寒、发热、头痛、咽痛等上感症状，随即在小腿伸侧，亦可在小腿屈侧、前臀、股部等处出现皮疹。损害为鲜红色，大小不一，自蚕豆至杏核或核桃大，如数个结节融合成一块，则可如鸡蛋大，境界清楚，颜色由鲜红渐变为暗红，结节消退后不遗留痕迹，但新的损害可以陆续出现，多数伴有关节疼痛，在妇人经期或工作劳累后，常易诱发。

施治方法

一、内治法

治法：清热解毒，活血散结。

方药：凉血五根汤加味：茜草根、紫草根、赤芍、川牛膝各9g，瓜蒌根、板蓝根、连翘、赤苓、银花各12g，白茅根30g。

水煎，1日1剂，分2次内服。

加减法:发热、头痛、咽痛,加薄荷、荆芥、炒牛蒡子;关节疼痛,加鬼箭羽、金毛狗脊、千年健、羌活、独活;结节顽固难以消退,加土贝母、槟榔、丹参、青皮;结节压痛明显,加玄胡索、制香附、制乳没。此外,还可视病情酌服用以下方:

方药:小金丹:白胶香、草乌、五灵脂、地龙、制马前子、乳香(去油)、没药(去油)、当归、麝香、石墨炭。

方药:散结灵:白胶香、制首乌、五灵脂、地龙、木别子肉、乳香、没药、当归、香墨、菖蒲。

方药:大黄䗪虫丸:大黄、䗪虫、干漆、甘草、赤芍、生地、黄芩、桃仁、杏仁、虻虫、水蛭、蛴螬。

二、外治法

1. 蟾酥丸,醋磨,涂搽,1日3~5次。
2. 冲和散掺在消炎膏中敷贴,1日1次。

第十七节 环形红斑证治

环形红斑是一种慢性复发性皮肤病,发病原因尚不明了。初起时为浮肿性红斑或丘疹,边缘逐渐向外扩展,发病部位不定,但以躯干较多。在武当道教医药书籍里统称为丹,但与何种丹接近,目前尚无定论。

病因病机

风热外客肌肤,毒热蕴蒸血分,透发而成。

辨证要点

常发生在躯干部,极少数在面部。初起时为浮肿性红斑或丘疹,边缘逐渐向外扩展,中央凹陷成环形,病变互相融合可成花环状高起发硬。如果一部分吸收消退为弧形,有时有脱屑和轻度痒感,红斑经过一至二周后消退,残留暂时性的色素沉着,在旧的损害消退后,新的损害又可发生。损害常在炎热夏天明显加重,秋冬凉爽季节,则可自行缓解。

鉴别诊断

需与上述的多形性红斑相鉴别。

施治方法

一、内治法

治法:清热化湿,活血退斑。

方药:化湿解毒汤:生苡仁、丹参、二花各15g,藿香、佩兰、郁金、炒山栀、紫草各9g,白茅根、冬瓜皮各30g,绿豆衣15g,甘草10g。水煎,1日1剂,分2次内服。

二、外治法

用清凉粉:六一散120g,冰片12g。外扑,一日数次。

第十八节 玫瑰糠疹证治

玫瑰糠疹是一种常见的皮肤病,俗称母子癣。多见于成年人,以春秋两季为多。本病可能与武当道教医药医籍中所说的风癣等相接近。

病因病机

风热蕴入肌肤,日久不散,郁而化热,热灼伤津,血燥成疮。

辨证要点

皮损好发于躯干和四肢的近端部位,多数病人在发病前常有一较大的母斑,以腋线区和下腹区的左右两侧较为多见,数日以后,再会成批发出较小的子斑。皮损为不规则圆形玫瑰色的斑疹,约南瓜子大小,典型的中心略带黄色,边缘呈淡红色,表面有糠秕样鳞屑,微痒,在胸背部的皮疹长轴和肋骨相平行排列。

本病有自限性,四六周或更长时间,常可不治自愈。

施治方法

一、单验方

1. 紫草15~30g,小儿减半,水煎服,1日1剂。

2. 野菊花、黄芩、丹皮、刺蒺藜各9g,玄参、银花各15g,生地30g,甘草3g,水煎服,1日1剂。

二、内治法

治法:凉血,散风,清热。

方药:凉血消风散加减:生地18g、紫草12g,丹皮、赤芍、黄芩、郁金各9g,焦山栀、蝉衣、甘草各6g,荆芥炭3g。水煎,1日1剂,分2次内服。

加减法:表证明显,加炒牛蒡子、桑叶、薄荷;痒重,加钩藤、苦参、白鲜皮、地肤子;大便干结,加酒大黄、炒枳壳、瓜蒌霜、火麻仁;皮损主要见于下腹区及大腿内侧,加杜仲、桑寄生、生苡仁;病程起过四周者,酌加化湿、祛风、凉血药物,如丹参、白鲜皮、苦参、丹皮、灵仙、赤苓皮、土茯苓、槐花等。

方药:凉血五花汤:红花10g、鸡冠花10g、凌霄花6g、玫瑰花10g、野菊花15g。

三、外治法

1. 粉剂：清凉粉：六一散120g、冰片12g，共研细面混合均匀。外擦患处。

2. 洗药：四黄洗剂：大黄、黄连、黄芩、大黄各30g，共研细面，水煎外洗。

四、针灸疗法

取穴：合谷、曲池、大椎、肩髃、肩井、足三里。

手法：每次选二至三个穴位，用中强度刺激，施泻法，留针10~15分钟。

第十九节　扁平苔藓证治

扁平苔藓是一种慢性炎症性皮肤病。有时可急性发作。皮损好发在四肢或口腔、龟头黏膜。基本损害为多角形紫红色发亮的扁平丘疹，自觉有不同程度的痒感。

病因病机

脾虚湿邪不运，顽湿阻隔经络，凝聚不散，或者风热之邪搏入肌肤，郁久耗血，营血不足，血虚生风化燥，皮肤失于濡养而成，或因阴虚肝旺，湿热上壅，郁成口疮，下注结为阴疮。

辨证要点

损害常局限于某一部位，如肢端、口腔或龟头黏膜，少数泛发全身，基本皮疹为三角形，或多角形，红色，或紫红色，或皮色扁平坚实的丘疹，有蜡样光泽，或肥厚性粗糙损害，密集成片，或带状分布，自觉有不同程度的瘙痒。

临床上根据不同皮损形态，可分为带状（多见于四肢）、环状、肥厚性、硬化萎缩性等数种。

鉴别诊断

应与下列疾病相鉴别:

1.神经性皮炎好发在颈部及四肢屈伸侧,患处皮肤呈癣样变和阵发性剧痒。

2.皮肤淀粉样变多发于四肢伸侧,特别是小腿,为显著高出皮肤表面的褐色丘疹,密集而分散排列,刚果红试验为阳性。

施治方法

一、内治法

按照损害的分布和病程的长短,分型施治。

(一)湿热型

主证:损害主要在口腔、女阴、龟头、下肢等处,扁平丘疹,坚实饱满,略带灰暗色,自觉瘙痒,脉象弦数或濡数。

治则:清热化湿,佐以活血。

方药:萆薢渗湿汤加减:萆薢、赤芍、苍白术、大青叶、泽泻各9g,赤茯苓、赤石脂、丹参、车前子、车前草各12g,冬瓜皮、生苡仁各30g,黄芩5g。水煎,1日1剂,分3次内服。

加减法:口腔黏膜损害为主,加金莲花、雀金花、玄参、天冬、麦冬,去萆薢;损害泛发,加僵蚕、蝉衣;女阴、龟头黏膜损害为主,加炒杜仲、炒胆草、枸杞子;损害有大疱,加汉防己、赤小豆、茯苓皮、苍术皮。

(二)血虚风燥型

主证:病程较长,皮疹有融合倾向,瘙痒难忍,脉象细数。

治则:养血息风,润肤止痒。

方药:地黄饮子加减:当归、僵蚕、白芍各 9g,干地黄、鬼箭羽、夜交藤、丹参各 12g,鸡血藤、生龙牡(先煎)、刺蒺藜各 15g,生赭石(先煎)、珍珠母各 30g。服法同上。

二、外治法

扁平苔藓发生在口腔黏膜者,可选用下面三方:

1.养阴生肌散:牛黄、麝香各 0.3g,青黛、煅石膏、儿茶、西月石、黄柏、胆草各 6g,薄荷 3g,研面,外搽患处,一日三五次。

2.犀牛黄 0.3g,冰片 1.5g,黄连 3g,硼砂、玄明粉各 4.5g,共研极细粉末,和匀,外涂患处,每日 3 次。

3.冰片、朱砂各 6g,玄明粉 15g,硼砂、白糖各 9g,共研极细末,香油调膏,外涂患处,每日 3 次。

第二十节 带状疱疹证治

带状疱疹是由病毒引起的急性炎症性皮肤病。临床表现主要为成簇的水疱,沿身体一侧的皮肤周围神经分布,伴有神经痛。武当道教医药称为缠腰火丹、甑带疮、火带疮、蛇丹、蜘蛛疮、蛇串疮等。春秋季发病较多,患过本病后很少复发。

病因病机

肝火妄动,或肺脾湿热蕴蒸,窜走皮肤而发。若发于头面部者,多数是风火相煸,疼痛较为剧烈。

临床表现

老年人和青年人较多发生。病起突然或先有痛感,有时痛感与水疱并现,有的先见皮损而后疼痛,皮疹沿外围神经单侧分布,常见于腰肋部,其次为面部、胸部,偶有对称发生。局部损害出现在潮红的皮肤上,丘疹很快变为群集性高粱米大小的发亮水疱,累累如串珠,聚集一处或数处,排列成带状,疱群之间皮肤正常,疱液初为透明,五六天后转为浑浊,间有出血或化脓的现象,伴有局部淋巴结肿大,病程二周左右,可以自愈。但有时疼痛可以持续1~2个月,甚至更长的时间,这种现象,常见于老年患者。

临床上又据皮疹不同分为:顿挫性带状疱疹(仅出丘疹无水疱),坏疽性带状疱疹(皮疹中心坏死,结有黑褐色痂皮),泛发性带状疱疹(皮疹遍延全身,病势进行不止)。

施治方法

一、单验方

1. 柿子汁,搽患处,一日三四次。

2. 地龙末,用凉开水调匀涂搽患处。疱疹已破流水者,搽净黄水,扑上干粉。

3. 苎麻根,熬水外洗,亦可外敷。

4. 赤豆粉,滑石粉各30g,柿油45g。调匀,涂患处。

5. 蛇床子,焙干研末,茶油调敷。

6. 青黛30g、蜈蚣3条、雄黄10g。上药研细末,醋调为膏,外敷患处。

7. 韭菜地里鲜地龙100条,白砂糖50g,青黛6g,雄黄4g,冰片4g。

将地龙洗净泥土,放水杯内加入白糖,待地龙水液全出,变成硬棒时,取出地龙,留下药液加入上三味药的极细面,调匀后,外擦患处,或制纱条湿敷。

二、内治法

(一)热盛型

症见皮损红晕,灼热疼痛明显。

治法:清泻肝火,化湿解毒。

方药:龙胆泻肝汤加减:炒胆草 9g、焦山栀 9g、黄芩 9g、车前子 9g、甘草 9g、泽泻 9g、生地 12g、丹皮 6g、木通 6g、连翘 15g。水煎,1 日 1 剂,分 3 次内服。

(二)湿盛型

症见损害有水疱、脓疱,或糜烂,亦有疼痛。

治法:健脾利湿。

方药:除湿胃苓汤加减:苍术、陈皮、炒白术、甘草各 6g,炒枳壳、厚朴、黄柏、泽泻各 9g,赤苓 12g。

水煎,1 日 1 剂,分 3 次内服。

加减法:高热,加生玳瑁 9g,或生石膏 30~60g,煎汁代水再煮群药;疼剧,加郁金、延胡、丹参、乳香、没药;痒甚,加白鲜皮、钩藤;发于颜面部,加杭菊花、霜桑叶;侵犯眼部,加谷精草、草决明、石斛夜光丸;发于下肢,加川牛膝;发于腰部,加杜仲或川续断。

还可酌服板蓝根、大青叶各 30g,煎汁代茶饮;或板蓝根注射液 5ml,肌注,每日一至二次。

三、外治法

1.鲜芦荟捣烂外敷,或加少许梅片、珍珠粉,效果更佳。

2.七叶一枝花,磨醋外搽。

3.水疱破后用青黛敷:青黛 10g、滑石 20g、黄柏 10g、轻粉 6g。共研极细末，油调敷，有坏死的加用九一丹，每日换药 1 次。

4.遗留明显神经痛，可以用蜈蚣 10 条、雄黄 20g、大黄 30g。上药共研细面，用凡士林调成 30%软膏，外敷在患处，加压包扎，有通络止痛作用。

四、针灸疗法

1.围攻刺法：取 30～32 号（即 3～4 寸）毫针。呈 30°角度，沿皮损区的四周斜刺，捻转，留针 30 分钟，1 日 1 次。

2.取穴刺法：

主穴：曲池、身柱、阳陵泉、三阴交。

配穴：皮损在眼睑区加刺太阳、头维、阳白。

皮损在面颧上，加刺四白、睛明、下关；皮损在下颌区，加刺颊车、地仓、大迎；皮损在腋窝区，加刺肩贞、极泉；皮损在脐上区，加刺曲池、合谷；皮损在脐下区，加刺足三里。

3.皮下循根刺法：寻找原发病灶，从原发病灶进针，循着病灶发展部位，在皮下将针刺到所需治疗部，这时针向前进时，可以感到针尖能刺断一些皮肤与肌肉内相连的纤维。一般视病灶大小、病灶多少来决定用针的长短和多少。一般只刺 1～3 次即可痊愈。

五、耳针疗法

针肝区、神门，每日 1 次，有显著的止痛效果。

第三章 肛肠病

第一节 内痔证治

内痔是位于齿状线以上,直肠下端的黏膜下层,其表面覆盖黏膜的肿块。它以便后出血或肛内有肿块脱出肛外,引起肛门肿痛为主要症状的一种肛肠疾病。由于它患病的轻重程度不同,临床上常将内痔分为四期。武当道教医药根据《黄帝内经》一书记载:"筋脉横解,肠澼为痔"的观点,很早对"痔"就有深刻的认识,并作了较为全面研究与探讨,特别是在治疗方法方面,研制的武当秘制药线疗法对痔的治疗,其效果优于其他同类方法。

病因病机

一、饮食不节

平素饮食无规律,过饮醇酒,损伤脾胃,以致运化失职,湿热内生,下注肛门,筋脉横解而发痔。

二、大便秘结

素体内有湿热,日久化燥,灼伤阴络,肠胃燥结,腑气不通,便秘难下,用力努挣,损伤肛门脉络,发为本病。

三、外感六淫

素体虚弱,外受风、湿、燥、热之邪,灼伤津液,胃燥肠干,津枯便秘,气血浊气结于肛门脉络,发为本病。

四、脏腑失调

郁怒伤肝,房劳伤肾,脏腑失调,肝肾不足,肝火暴亢,一则木火刑金,肺气闭而大肠传导失职,湿热下注肛门,再则木克脾土,运纳失职,食积与湿热相合,久则下注,传至魄门下极之所,无所出路,结于肛门而发病。

五、其他因素

遗传、肺虚、脏腑失调、产育过多、久泻、久痢均可引起本病。

痔的发病原因较多,虽病位在直肠下端,但实与脏腑病变,特别是与肺、脾、大肠等脏器有关,其病机多因湿热下注,经络阻隔,血脉瘀滞,筋脉横解,经脉气血俱滞而发病。

辨证要点

一、一期内痔

痔不脱出,直肠黏膜无明显改变,只是在肛门镜下可见,仅有孤立的黏膜隆起,有时大便带有鲜血,没有疼痛及其他症状。

二、二期内痔

大便时肛内有肿块脱出,便后可以自行回复于肛内,肛门有时有坠胀感,有时大便带鲜血,肛门镜下可见樱桃样黏膜肿块。

三、三期内痔

大便时肛门有肿块脱肛外,便后不能自行回复于肛内,但用手帮助推复,可以还纳入肛内,平时排便不畅,有大便排不尽的感觉。由于肛内有内痔脱出,可引起肛门潮湿、瘙痒,肛门松弛,用手向外牵拉肛门缘皮肤,则可见到内痔。有时便带鲜血。

四、四期内痔

腹压增加时，如远行、负重、喷嚏、下蹲时，内痔即可能脱出肛外。由于内痔经常脱出，造成肛门松弛，内痔经常脱出引起肛门发炎、水肿、破溃、糜烂，反复摩擦造成内痔结缔组织增生，致使黏膜肥厚、质硬，并发外痔，引发内痔嵌顿。

鉴别诊断

一、肛裂

肛裂是肛管皮肤被干燥粪便或其他原因撕破所致，主要表现为大便干燥时肛门疼痛、出血，尤以肛门疼痛为其区别点。局部检查：肛管前或后正中位皮肤有溃疡或裂痕。

二、直肠息肉

内痔与直肠息肉均可发生间断性便血或脱垂，但直肠息肉便血多附在粪便表面或与粪便混杂在一起，脱出物呈草莓状，伴有蒂。指诊检查：息肉质硬，活动度好。而内痔质柔软，脱出时常伴外痔外翻，无蒂。

三、直肠癌

内痔与直肠癌均发生便血，但直肠癌常伴有黏液便，黏液血便一日数次，病情严重时大便困难。直肠指诊：可触及到直肠肿物，质硬，表面高突不平为其特点。

施治方法

一、内治法

（一）风伤肠络证

主证：大便带血，滴血或喷射状出血，血色鲜红，或伴有肛门瘙痒，脱出的痔核鲜红，便干秘涩，口干舌燥，舌淡红，苔薄黄脉浮数。

治则：清热祛风，润肠通便。

方药：槐花散加减：槐花10g、侧柏叶10g、荆芥穗12g、枳壳10g、生地15g、地榆炭10g、大黄4g。

成药可用麻仁丸。

（二）湿热下注证

主证：便血色鲜，量多，便时痔脱出肛外，色紫赤潮湿，肛门灼热坠胀，大便不爽，小便黄，舌淡红，苔黄腻，脉滑数或弦数。

治则：清热利湿。

方药：止痛如神汤加减：秦艽12g、桃仁10g、槟榔10g、黄柏10g、苍术10g、熟军6g、皂角8g、当归12g、泽泻12g、防风10g、火麻仁8g。

成药可用龙胆泻肝丸。

（三）气滞血瘀证

主证：便时痔脱垂，或嵌顿而不能复位，肛管紧缩，坠胀疼痛，严重时肛缘水肿，皮下形成血栓，触痛明显，排便困难，舌质暗红，苔黄，脉弦涩。

治则：活血、理气、止痛。

方药：凉血地黄汤：生地12g、当归10g、槐角8g、黄连8g、甘草8g、升麻8g、天花粉10g、赤芍15g、枳壳10g、黄芩10g、荆芥10g、地榆炭12g。

成药可用地榆槐角丸。

（四）脾虚气陷证

主证：肛门坠胀，肛内痔脱出，常需手法复位，便血色淡量多，可出现贫血，面色少华，头昏神疲，少气懒言，纳少便溏，舌淡胖，边有齿印，苔薄白，脉弱。

治则：健脾益气。

方药：黄芪健中汤加减：黄芪20g、白芍12g、桂枝10g、甘草10g、升麻8g、当归10g、侧柏炭10g、大枣4枚、生姜3片。

成药可用补中益气丸。

二、外治法

（一）熏洗法

此法适用于各期内痔。方选祛毒汤：黄连、黄芩、连翘、赤芍、枳壳、大黄、苦参、黄柏、槐花各15g。药物加水煮沸，先熏后洗。有活血消肿、祛瘀止痛之功。

（二）外敷法

此法适用于各期内痔、痔核脱出，出血。常用方为四黄膏，即黄连、黄芩、黄柏、大黄各等份，共研细面，凡士林调膏。九华膏，即滑石60g、月石90g、龙骨120g（水）、川贝18g、冰片18g、朱砂18g，凡士林调为20%的软膏。使用方法：洗净患部，将药膏敷于患处。有消肿清热、止痛止血作用，可使痔核缩小，溃疡面愈合。

（三）塞药法

适用于各期内痔及内痔出血，常用方为复方痔疮栓。用法：洗净患部，将药栓塞入肛内，达到清热解毒，消肿止痛、止血生肌的目的。

三、枯痔法

（一）枯痔钉疗法

现在一般采用无砒药钉，如七仙条、二黄枯痔钉等。

适应症：各期内痔。

禁忌症：兼有各种急性病，严重的慢性病，外痔，肛门直肠的急性炎症，腹泻和妊娠期患者，均不宜使用。

操作方法：患者取侧卧位或截石位，充分暴露肛门，然后翻出痔核于肛外，距齿线 0.3～0.5cm 处，与肠壁成 15°～45° 角，将枯痔钉旋转插入黏膜下痔核中心，深约 1cm。插完钉后，剪去留在痔表面钉的剩余部分，使钉外露 1～2mm。太短易引起插口出血，不易固定，太长则易损伤对侧肠壁。而后将痔核回纳肛内。同法处理其他痔核，一次最多处理 3 个痔核。每次插钉完毕，同时注入四黄膏或九华膏，一般 7 天左右痔核萎缩脱落。

（二）枯痔散疗法

适应症：嵌顿性内痔。

禁忌症：同枯痔钉疗法。

敷药方法：取侧卧位，肛门局部常规消毒，洗必泰或 0.1%新洁尔灭消毒嵌顿痔脱出的痔体。用竹签挑糊状枯痔散敷盖痔核表面（无须太厚，只要均匀地全部敷上），无菌纱布固定。

注意事项：①敷药时应先从痔的根部、深部自上而下开始，不要遗漏小的内痔。痔与痔的间隙也要纳入药物送入，否则此处的痔不易枯死。②敷药时要细心，动作轻柔，防止挂破痔核黏膜，引起出血。③敷药后要经常清洗流向四周的分泌物，以免分泌物中的药物刺激皮肤，引起湿疹。

治疗过程：一般可分为枯萎（坏死）、脱落和修复3个阶段。

枯萎（坏死）阶段：敷药1次后痔核黏膜由鲜红转为紫红色，经过2～3次后（隔日敷药1次），痔核向周围漫肿，肛门水肿增重，痔核全部脱出肛外，比原痔核大1/3～1/2。色泽先转为淡白，再转为紫暗色，最后渐呈褐色。可有大量黏液性分泌物，或淡红色血水渗出，经过5～6次敷药后，痔渐呈猪肝色或黑色，且渐干硬，分泌物亦减少，终至痔核完全硬化而变黑，此时枯萎过程结束。

脱落阶段：痔核枯黑后，已是干枯坏死组织的分离期，可见暗红色血水样分泌物渗出，伴有腥臭味。痔核逐渐与正常组织分离，表示痔将脱落。此时不可人为剥离，以免引起出血。任其自然脱痂，分离后创面改用生肌玉红膏换药。

愈合阶段：痔核分离脱落后，伤口逐步愈合。当最后一部分完全分离后，创面只剩原患部面积的1/3左右。此时排便时，可有少许出血和疼痛，经1周时间换药，创面可完全修复，局部症状也随之消失。

枯痔疗法的整个疗程，从枯痔到愈合，嵌顿性内痔需10～17天。从临床的效果看，不主张痔核过早脱落，因为痔核枯黑，痂皮在枯痔部位表面可以起到保护健康组织作用，免除外界对伤口黏膜的摩擦，这样待痔核脱落时，所在部位伤口可愈合50%。如痔核脱落后伤口瘙痒,可用甘草煎浓汁敷洗。

四、套扎疗法

适应症:适用于Ⅰ、Ⅱ期内痔体积较小者。年老体弱及合并全身慢性疾病,如贫血、肺结核、心脏病、高血压等,可酌情采用。如痔发生炎症、水肿,可缓行施治。一般无禁忌。

套扎方法:借助器械在肛门镜下将胶圈套至内痔基部。取侧卧位,肛门局部常规消毒,用钳夹起内痔,将胶圈套入痔基部。使用吸引套扎器,抽吸后套管内形成负压,痔体慢慢自行进入,将胶圈套入痔基部。术后每日用九华膏、复方痔疮栓纳入肛内至痊愈。

操作要点:①牵拉套扎时有两个重要环节:一是如何将胶圈顺利套入痔基底部,这是操作过程的重点。主要靠正确合用套扎器和辅助器械来完成。二是套扎后痔核枯死与否,这是治愈的关键。主要靠胶圈紧缩绞勒的能力,即环的张力。胶环张力的大小主要取决于环的弹性。②一次套扎与分次套扎:一次套扎还是分次套扎主要取决于患者的自身情况。分次套扎痛苦少,套扎后即可工作或仅需短时休息,但疗程较长。每一次套扎后,因套扎间隔期限于7~10天,首次结扎痔核已枯脱,但创面未愈,窥镜扩张造成的损伤可导致刺激创面,除可引起痛苦外,还可增加继发出血的可能。如结扎间期较长,则延长整个疗程。一次结扎虽较分次结扎痛苦大,但避免了分次结扎时窥镜置入之痛苦以及窥镜进入肛门造成的损伤引起继发出血。但年老、体弱及有合并全身慢性疾病者，可酌情采用延长套扎间隔期的分次结扎法。③胶圈应扎于齿线上2～3mm处，如有必要须临近齿线时，可作止痛处理。④本疗法痛苦较轻，如发生疼痛、坠胀、便血及排尿困难时，可按常规方法处理，如继发性出血，应及时给予止血处理。

五、武当秘制药线结扎疗法

适应症：中、晚期内痔。

禁忌症：参考枯痔疗法。

操作方法：取侧卧位或截石位，肛门局部常规消毒，局部麻醉后，使内痔充分暴露于肛门外，用弯钳夹位痔核基底部，在齿线处剪开一小口，用武当秘制药线在钳下结扎，或用圆针贯穿痔基底部中点2次，进行"8"字形结扎。其他痔核用同样方法结扎。肛内放油纱条，纱布固定。

注意事项：结扎痔核时应先小后大。缝针穿过痔核基底部时，不可穿入肌层，以免引起肌层坏死。术后当天禁排便，如便后痔核脱出，应立即还纳肛内，避免因水肿而加剧疼痛。术后7～14天为痔核脱落期，嘱病人尽量减少活动。大小便时不宜用力努挣，以防止引起大出血。

六、注射疗法

消痔灵注射法如下：

适应症：各期内痔及内痔出血。

禁忌症：参考枯痔疗法。

操作方法：取侧卧位，肛门局部常规消毒，局部麻醉后，在肛门镜下行内痔局注射。早期内痔注射于痔的黏膜下层，中、晚期内痔按四步注射法进行。第一步注射到内痔上方黏膜下层动脉区,第二步注射于内痔黏膜下层,第三步注射于痔的黏膜固有层,第四步注射于齿线上方痔底即黏膜下层洞状静脉区。

常用量:早期内痔,每个痔区注入原液2～4ml。中、晚期内痔,用1%普鲁卡因稀释原液成1∶1浓度(1份消痔灵加1份普鲁卡因),或2∶1的浓度(2份消痔灵加1份普鲁卡因)。根据痔核的大小,每个内痔注射液8～13ml,总量为20～40ml。

七、火针疗法

适应症:内痔、内痔出血。

操作方法:取左侧卧位,肛门部常规消毒,局部麻醉后,将内痔部分翻出,取火针在酒精灯上烧红,在痔核中间刺入0.5cm拔出,每个痔核刺3～5处,每个刺点间隔0.3～0.5cm。其他痔核用同样方法治疗。术后每日用九华膏、复方痔疮栓纳入肛内,至痊愈。

注意事项:①动作迅速:要求火针在刺入痔核时要快,在针刺入0.5cm时要迅速退针。即进针快,退针快,不宜在痔核中停留。②进针不宜过深,以免灼伤肌层,不易引流,造成感染,形成黏膜下脓肿。③出血的处理:内痔经火针刺后,有时可即刻出现肿大或出血,此时不可在肛外止血,应即时还纳内痔,使括约肌松弛,出血即可自止,以免给患者带来不必要的痛苦。

八、针刺疗法

主要用于早期内痔。主穴:长强、承山、八髎。配穴:会阴、足三里、三阴交、大肠俞。手法:根据证型,采取"实则泻之""虚则补之"的原则,湿热甚者,用泻法,脾气虚弱者,用补法。

九、挑痔疗法

主要用于早、中期内痔。挑治疗法治疗肛门疾病,目前采用痔点挑治、穴位挑治等法。

(一)痔点挑治

一般在背部脊柱两侧偏于腰骶部寻找痔点。其特征为形似丘疹,稍突起皮肤表面,如针头或小米粒大小,圆形,略带光泽,颜色可为灰白、棕褐色或淡红色不等,压之不退色。有时背部可同时出现二三个痔点,应选用其中明显的一个,痔点越靠近脊柱,越靠下,效果越好。

(二)穴位挑治

可选用肾俞、大肠俞、上髎、次髎、中髎、下髎、长强等穴。

注意事项:①挑治时针尖应在原口出入,不宜在伤口乱刺。②挑治后短时应避免重体力劳动。③孕妇、患严重心脏病者禁挑。

护理预防

1. 饮食有节,多食蔬菜水果,禁忌生冷辛辣,忌饮酒。
2. 起居有常,工作劳逸结合,从事久站、久坐工作者,应适时变换体位。
3. 按时蹲厕,保持大便通畅。

第二节 外痔证治

武当道教医药所称的外痔是以肛门外异物感、肿疼为特点的一种肛门疾病。现代医学中的结缔组织性外痔、炎性外痔、血栓性外痔、静脉曲张性外痔,均可按本病辨证论治。

病因病机

一、湿热瘀滞

素体虚弱或素积湿热,又酒色过度,外伤风湿,以致湿热之毒内蕴,浊气瘀血流注肛门而致本病。

二、血热瘀阻

内热血燥,或便时努挣,或用力负重,以致内热迫血下侵,瘀结不散,脉络受损,瘀滞不通,结积成块而成。

三、产育过多

妇女产育过多,气血不调,湿热瘀血迫注于肛门所致。

辨证要点

1. 儿童、成人均可发病,尤以成人为多见。
2. 发病与过食辛辣食物、饮酒、便秘、妊娠、劳累有关。
3. 肛门缘发生皮赘样肿块,行走时有异物感,质地柔软,常为结缔组织外痔,如发炎则疼痛加剧,压痛明显,表面水肿,多为炎性外痔。
4. 肛周皮下突发青紫肿块,触痛明显,患者行动受限,多见血栓性外痔。
5. 排便久蹲,肛缘皮肤有柔软青紫色团块隆起,可伴有坠胀感,团块按压时消失或缩小,多见静脉曲张性外痔。

鉴别诊断

一、肛门乳头瘤

外痔与肛门乳头瘤均为发生在肛门部的肿物,肛门乳头瘤发生在直肠与肛管交界的齿线部位,表面为移行上皮,色苍白,有蒂,常在排便时脱出肛外。而外痔于齿线以下,表面为覆层鳞状上皮,无蒂,常伴有内痔的发生。

二、肛门湿疣

外痔与肛门湿疣均发生在肛周皮肤,但湿疣为柔软突起如蕈状物,表面粗糙、潮湿,常扩大成片,肛门部发痒是其特点。

施治方法

一、内治法

(一)气滞血瘀证

主证:肛缘肿物突起,排便时可增大,有异物感,伴胀痛,局部可触及皮下有硬性结节,大便干燥,舌暗,苔薄黄,脉弦涩。

治则:活血理气,清热止痛。

方药:方用凉血地黄汤:生地 12g、当归 10g、槐花 10g、黄连 10g、甘草 8g、升麻 10g、天花粉 10g、赤芍 15g、枳壳 10g、黄芩 10g、荆芥 10g、地榆炭 12g。

瘀痛甚者加元胡 8g,白芷 10g,祛瘀止痛。

(二)湿热下注证

主证:肛缘肿物隆起,灼伤胀痛,表面潮红,便干或溏,舌红,苔薄黄,厚腻,脉滑数。

治则:清热祛湿。

方药:萆薢渗湿汤化裁:萆薢 12g、生苡仁 15g、丹皮 10g、黄柏 10g、茯苓 10g、泽泻 10g、木通 6g、滑石 20g、栀子 8g。成药可用二妙丸。

(三)脾虚气陷证

主证：肛门缘肿物隆起，行走或劳累时加重，肛门坠胀，似有便意，神疲乏力，纳少便溏，舌淡，体胖，苔薄白，脉细弱。

治则：健脾益气。

方药：补中益气汤：党参 20g、炒白术 10g、黄芪 15g、甘草 8g、当归 12g、陈皮 10g、升麻 10g、柴胡 8g。

二、外治法

（一）熏洗法

此法用于各种原因导致的肛门肿痛，方选祛毒汤。药物加水煮沸，先熏后洗，具有活血消肿止痛功效。

（二）外敷法

此法用于各种原因导致的肛门局部肿痛。常用药为四黄膏，具有清热、解毒、消肿之功。

三、单方验方

1. 食盐 30g、花椒 10g，加水煮沸 5 分钟，熏洗，具有活血化瘀、消肿止痛之功。

2. 槐枝、柳枝各 250g，鲜者可适当加量，上药切成段，煎洗熏洗患处。对外痔水肿、血栓外痔等，具有解毒消肿、祛风止痛之功。

3. 朴硝 30g、枯矾 5g，煎汤坐浴，具有消肿止痛、固脱之功。

四、手术疗法

（一）外痔切除法（为临床治疗外痔的常用方法之一）

适应症：外痔较重者。

操作方法：取侧卧位，肛门常规消毒，局麻后在皮赘处做一棱形切口，将皮赘沿肛缘切除，修剪皮瓣，放入生肌玉红膏纱条，加压固定（其他外痔可用同样方法将其切除）。术后给予玉红膏每日换药，或用中药坐浴治疗，至痊愈为止。若有创面水肿疼痛者，应对症处理。

（二）外痔剥离缝合术

适应症：静脉曲张型外痔。

禁忌症：同内痔枯痔疗法。

操作方法：取侧卧位，2%利多卡因20ml低位骶管麻醉，肛门局部常规消毒，沿静脉曲张的外侧缘两侧作一弧形切口，切开皮肤及皮下组织，用弯剪刀沿切口皮下向肛管方向剥离静脉丛，直至内外括约肌之间，将静脉丛全部剪除，电凝或结扎止血，创口可放置橡皮片引流，用丝线间断缝合皮肤。其他部位用同样方法将外痔静脉丛剥离后切除缝合。酒精消毒皮肤，无菌纱布加压固定。术后1～2天观察或更换敷料，24小时拔引流条，5～7天拆线。如有感染则提前拆线，每日常规换药至痊愈。

（三）血栓痔剥离术

适应症：血栓较大，无继续出血倾向，经保守治疗症状无明显好转者。

操作方法：取侧卧位，肛门局部常规消毒，局部麻醉后，在血栓表面作一小切口，切开皮肤可见到紫红色血栓的包膜，用弯钳提起创缘皮肤，弯钳或蚊式钳沿皮下与血栓包膜之间作钝性分离，完全游离血栓，取出血栓后切除多余的皮肤,止血,玉红膏纱条纳肛,无菌纱布加压固定。术后每日便后温水坐浴,玉红膏纱条常规换药至痊愈。

(四)血栓挤出术

适应症:血栓不大,自觉症状严重者。

操作方法:取侧卧位,肛门局部常规消毒,局部麻醉后,用弯剪在血栓中心部剪开皮肤及血栓,即可见到紫黑色的凝血块,用拇指和食指从血栓的底部向切口方向用力挤压,将全部凝血块挤出,血栓外膜不作处理,然后重复挤压1次,无凝血块后,修剪对好切口皮肤,玉红膏纱条纳肛,无菌纱条固定。术后第2天复查创口有无瘀血,如有瘀血即将创口分开,让瘀血流出。每日便后温水坐浴,常规换药至痊愈。

护理预防

1. 忌食辛辣,多食蔬菜水果,忌醇酒厚味。
2. 定时蹲厕,保持大便通畅。
3. 便后温水清洗,保持肛门清洁。
4. 术后注意休息,减少活动,防止出血。

第三节 混合痔证治

混合痔武当道教医药称"内外痔",是以肛门肿痛、便血、痔核脱出为特点的肛肠疾病。

病因病机

本病的病因、病机与内痔、外痔相同。皆因内痔或外痔经久治未愈,病症随之逐渐加重而成。具体请参考内痔、外痔部分。

辨证要点

1. 四季均可发病，成人多见。

2. 便血。便时肛门部出血，色鲜红，尤以便秘时症状为重。

3. 疼痛。一般混合痔不疼，但其外痔部分发炎时则可引起疼痛，若内痔部分脱出嵌顿则产生剧痛。局部检查：肛缘有突出的痔组织，用力时痔核变大，部分伴内痔黏膜脱至肛外。

4. 脱垂。早期一般无脱垂症状，当混合痔发展严重，可出现内痔部分脱垂，肛管外翻，甚者劳累、咳嗽均可发生脱垂症状，复位困难。

5. 肛门部潮湿不适。痔脱垂时，分泌物常溢出肛外，刺激皮肤产生潮湿不适症状。检查时可见肛周皮肤皱褶肥厚，色素减少，伴有皮炎症状。

6. 病情严重，可出现贫血，消化不良，神疲乏力等全身症状。

混合痔应与肛裂、直肠息肉、直肠癌、直肠脱垂相鉴别。（详见有关章节）

辨证施治

混合痔是痔核发生在齿线上下的疾病，具有内痔和外痔双重性质的特点，因此在治疗上一般可参考内、外痔有关治疗方法，如内服、外用药、针刺等。但手术疗法有所区别。

一、外痔切除、内痔注射术

适应症：外痔轻者，内痔属早、中、晚期患者。

禁忌症：同内痔注射疗法。

操作方法：取侧卧位，肛门局部常规消毒，局部麻醉后，将外痔部分用血管钳轻提起，沿肛缘剪除，修剪皮瓣。其他外痔用同样方法切除。内痔部分按四步注射法行消痔灵注射。术后每日便后温水坐浴，生肌玉红膏常规换药至痊愈。

二、外痔切除、武当秘制药线结扎术

适应症：混合痔内痔属中、晚期患者。

禁忌症：同内痔武当秘制药线结扎术。

操作方法：取侧卧位，肛门局部常规消毒，局部麻醉后用血管钳将外痔提起，做一棱形切口，将外痔部分剥离至齿线处，用弯钳将外痔及内痔的基底部夹住，用圆针武当秘制药线从内痔基底部中心贯穿，做"8"字结扎，剪除外痔及部分内痔，修剪皮瓣。然后用同样方法处理其他混合痔。查无出血，玉红膏纱条纳肛，无菌纱布加压固定。术后处理同外痔切除、内痔注射术。

三、混合痔注射明矾液压扎术

适应症：外痔较小的混合痔。

操作方法：取侧卧位，肛门局部常规消毒，麻醉后消毒肠腔，用中弯钳自混合痔基底部将痔体夹住，在钳上的痔核内注入15%明矾液，使痔核充盈，表面变苍白，然后退针。另用两把中弯钳依序交替将注射后的痔组织彻底夹扁。再用剪刀沿中弯钳下方外痔基底部剪开至肛管中部，最后用10号丝线将残留的痔组织一并结扎之，彻底止血，局部用止血散外敷，外用消毒纱布加压固定。术后每日用生肌玉红膏换药1次，至伤口痊愈。

护理预防

1. 忌食辛辣食物、醇酒厚味,多食水果蔬菜。
2. 养成定时蹲厕的习惯,保持大便通畅。
3. 痔合并炎症时要少活动,以免加重病情。
4. 术后便后温盐水坐浴,保持局部清洁。
5. 术后尽量卧床休息,减少活动,防止创面出血。

第四节 肛窦炎证治

肛窦炎是指发生在肛窦、肛门瓣的急慢性炎症,又称隐窝炎,是以肛门不适、潮湿、瘙痒为主症的一种肛门疾病。

病因病机

本病多因过食醇酒厚味肥甘之品,湿热内聚,流毒下注肛门,肛门气血失调,或饮食不节,多食温燥之品,热毒结聚肛门,或肠燥便秘,久忍大便,大便干结,肛门肌肤破裂,复感毒邪,肛门气血不畅;或湿热致病,日久损伤阴精;或素体阴虚,又生湿热,或劳顿怒伤,房事不节,阴精亏虚,湿热乘虚下注肛门,肛门气血紊乱;或先天禀赋不足,后天失调,忧思郁结伤损脾气,中气不足,气虚下陷,失于摄纳而致。

辨证要点

1. 成人多发。
2. 肛门坠胀,有时有灼热感,便时症状加重,便后好转。肛门潮湿,有分泌物溢出肛外,味腥。

3.肛门镜检查,可见齿线部肛隐窝红肿,感染严重时,红肿中心部位有白色脓点。

鉴别诊断

一、肛裂

肛窦炎与肛裂均在便时发生肛门疼痛,但肛窦炎疼痛轻,多为坠胀隐痛,肛管部无裂口为其区别点。

二、肛门湿疹

肛窦炎与肛门湿疹均有肛门潮湿不适,但肛窦炎皮损轻,无湿疹引起的丘疹状改变,以肛管齿线部坠胀隐痛为其特点。

三、内痔

肛窦炎与内痔均有肛门部不适感,但内痔以常伴有间断性便血,肛镜检查齿线隐窝无红肿为区别点。

施治方法

一、内治法

(一)湿热下注证

主证:肛门坠痛,便时加重,肛周有黏液,大便次数增多,有排便不尽之感,小便短赤,舌红,苔薄黄,脉滑或弦。

治则:清热利湿。

方药:黄连解毒汤加减:黄连8g、黄柏10g、栀子10g,腹泻者加白头翁12g、双花10g、泽泻10g。成药可用加味香连丸。

(二)肛门热毒证

主证:多见于急性感染期。肛门疼痛,伴灼热感,肛门部有味腥的分泌物流出,肛镜下见肛窦红肿,中心部分有脓性分泌物,大便干燥,小便黄,身热,口干咽燥,舌红,苔黄,脉弦数。

治则:清热解毒。

方药:五味消毒饮化裁:金银花 10g、野菊花 8g、公英 12g、紫花地丁 12g、紫背天葵 10g、大黄 4g、枳壳 8g,便秘者可加炒决明 12g。

(三)阴虚内热证

主证:多见病程日久,反复发作者。肛门轻度坠胀,便时带有黏液流出,肛门潮湿、瘙痒,常伴肛周皮肤皱褶肥厚,肢倦懒言,午后低热,睡少梦多,便溏,舌淡尖红,苔薄白,脉沉细。

治则:滋阴清热。

方药:凉血地黄汤:生地 10g、当归 10g、槐角 8g、天花粉 12g、甘草 6g、升麻 6g、赤芍 15g、枳壳 10g、黄芩 8g、荆芥 10g。

便秘时加知母 12g,麦冬 10g。

二、外治法

(一)熏洗法

熏洗法能使药物较长时间作用于患处,有较好的治疗效果。可选用祛毒汤或黄连解毒汤,先熏后洗,每日 2 次。能清解热毒,消肿止痛。适用于湿热下注,肛门热毒之证。

(二)外敷药法

可选用玉露膏、四黄膏、九华膏,挤入肛门,每日 2 次,每次约 2g。

(三)灌肠法

大黄 6g、黄连 6g、连翘 10g、甘草 10g、公英 12g、乳没各 6g,水煎 100ml,每日保留灌肠 1 次。

(四)塞药法

塞药法是将药物纳入肛门,直接作用于患处,每日坐浴后将药栓置于肛内,每日 2 次。常用药栓有化痔栓、复方痔疮栓、洗必泰痔疮栓。具有清热解毒,消肿止痛,收敛止血的作用,适用于各种证型。

三、单验方疗法

1. 马齿苋 30g,首煎服用,二煎外用熏洗,每日 2 次。
2. 苦参 20g、绿豆 30g,水煎内服。
3. 槐枝、柳枝各 250g,鲜者可加量,切成段,水煎熏洗肛门部,早晚各 1 次,每次 20 分钟。

四、针刺疗法

(一)耳针疗法

取神门、肛门、大肠,采用强刺激手法,亦可在此穴位压豆治疗。

(二)体针疗法

取三阴交、长强、大肠俞每日 1 次,采用泻法,留针 30 分钟,7 天为 1 疗程。

五、手术疗法

(一)肛窦切开引流术

用于久治不愈,症状日重,或伴有隐性瘘管者。操作方法:肛门常规消毒,局部麻醉,充分暴露齿线,寻找发炎的肛窦,沿肛窦纵向切开,搔刮感染的肛隐窝,修剪两侧皮肤,保持引流通畅,玉红膏纱条压迫伤口,纱布包扎固定。术后处理,每日温开水坐浴,保持局部清洁,生肌玉红膏纱条每日换药,直至愈合。

(二)肛窦切除术

适用于伴有肛乳头肥大增生者。操作方法:肛门常规消毒,局部麻醉,充分暴露病灶,止血钳夹住肥大的肛乳头和附近感染的肛隐窝,于止血钳下方行贯穿缝扎后切除肥大乳头及感染的肛窦组织,玉红膏纱条压迫伤口,纱布加压包扎。术后处理同切开引流术。

护理预防

1.忌食辛辣厚味及温燥之物,忌酒。宜多食蔬菜、水果,保持大便正常。

2.保持良好的排便习惯,勿蹲厕过久。

3.每日便后坐浴,保持局部清洁。

第五节　肛门直肠周围脓肿证治

肛门直肠周围脓肿武当道教医药称"肛门痈"。是以肛门红肿疼痛,溃后流脓为主症的一种肛门疾病。俗称"老鼠偷粪"。

本病发病急速,易肿、易脓、易溃,溃后难以自行收敛,多形成肛瘘。临床可分为三期。初期:痈已成而脓未成;中期:脓已成而未溃;晚期:溃后流脓。各期治疗重点相异,临床上正确把握分期,对治疗有重要意义。

病因病机

1.外感湿热邪毒:外感湿热之邪,聚于体内,流注肛门,或肌肤破损,感受毒邪,结于肛门,致肛门气血失和,热盛肉腐,化血为脓而成痈。

2.饮食不节,内生湿热,饮食无节,嗜食辛辣之物,肥甘厚味之品,或过度饮酒,日久脾失运化,湿热内生,下注肛门,肛门气血瘀阻,湿热为患,发为肛痈。

3.肺、脾、肾亏虚:久病不愈,过度劳作,或房事不节,产育过多,皆可致气血不足,肺、脾、肾三脏亏虚,湿热之邪乘虚下注,结于肛门,发而为痈。

4.寒邪凝滞:多因忧思伤脾,房劳伤肾,元阳亏损,寒邪阴毒凝滞肛门,气血不通而发病。

辨证要点

1.冬春季节多发,成人多见。

2.起病较急,肛周局部红肿,焮赤,疼痛,触之肌肤灼热,初起肿块较硬,后期中心发软,有波动感。

3.常伴发热、恶寒,查血白细胞增多。行动受限,口干口渴,大便秘结,小便短赤。

4.肿块破溃后有脓血溢出,破溃后经久不愈,形成肛瘘。

鉴别诊断

一、肛周皮肤疖肿

肛周脓肿与肛周皮肤疖肿临床症状相似,但肛周皮肤疖肿病灶初起较小,似豆粒大,位置较浅,根脚收束,界线明显。而肛周脓肿病灶范围大,位置较深,根脚呈漫肿状,与肛门较近,为其主要鉴别点。

二、化脓性汗腺炎

肛周脓肿与化脓性汗腺炎均可见局部红肿、疼痛、发热症状,但化脓性汗腺炎属汗腺广泛发炎,故病变区皮肤红肿,但皮下深层组织较少受侵犯,病灶根底浅,检查时可见病变区域内皮肤多个汗腺流脓水,鉴别不难。

三、肛周皮脂腺囊肿

肛周脓肿与肛周皮脂腺囊肿均可见肛周皮下肿块,但皮脂腺囊肿无皮肤红肿和压痛,肿块边缘清楚,无全身症状,病程较长,鉴别较易。

施治方法

一、内治法

（一）火毒蕴结证

主证:肛门周围突发肿痛,持续剧烈,行动受限,伴恶寒、发热、排便困难、溲赤。检查时发现肛周局部有红肿块,触痛明显,质硬,表面灼热。舌红,苔黄,脉数。

治则:清热解毒,消肿止痛。

方药:黄连解毒汤加减:黄连8g、黄柏10g、黄芩10g、栀子10g、枳壳10g、大黄5g。

成药可用栀子金花丸。

（二）热毒炽盛证

主证:肛门局部肿痛数日,痛如鸡啄,坐卧不宁,伴恶寒高热,大便秘结,小便困难,甚则神昏谵语。检查局部、肛周红肿甚,肿块表面皮肤灼热,中心部位有波动感,表面色暗。舌红,苔黄燥或发黑,脉滑数。

治则：清营泻毒。

方药：仙方活命饮加减：白芷 10g、贝母 8g、防风 10g、赤芍 15g、甘草 10g、当归尾 15g、乳香 8g、没药 8g、皂角刺 10g、穿山甲 10g、陈皮 10g、天花粉 12g、银花 10g。

便秘者加炒决明 15g，水煎服。成药可用紫雪丹。

(三)阴虚邪恋证

主证：肛门局部肿痛，皮色发暗，溃后难敛，伴午后低热，心烦口干，夜间盗汗，舌红，苔少，脉细数。

治则：滋阴清热。

方药：托里消毒散加减：黄芪 15g、白芍 12g、白术 10g、白芷 10g、人参 4g、炙甘草 8g、双花 10g、桔梗 8g、川芎 10g、当归 10g、茯苓 12g、皂刺 10g。

午后低热加黄芩 10g、知母 10g、地骨皮 10g。若脓已排尽，溃口难收，则用八珍汤以益气养血，助养新肉生长，促进疮口愈合。

二、外治法

(一)熏洗法

可用祛毒汤，水煎先熏后洗，可清热解毒，消肿止痛，使痈肿局限或消散，或脓肿早熟，及早手术或清洁伤口，可用于肛痈各期。

(二)外敷法

可根据病情发展的不同阶段，选用不同的药物。

初期：阳证可用金黄膏外敷或金黄散以菊花汁调敷，可清热解毒，散结消肿。阴证用回阳玉龙膏外敷，可温经活血,散寒化瘀。敷药范围应大于痈肿范围,宜厚敷,使之得以消散。

中期:可视阴证、阳证之不同,选用金黄膏或金黄散外敷于肛痈四周,中心不可敷药,使毒邪不致劳窜,加速其破溃。若脓成而不溃者可用咬头膏,蚀破疮头,使脓自出。

晚期:溃后邪毒未尽者,可根据阴证、阳证的不同,选用上述药物于溃疡四周敷药,使其散尽。疮面可使用九一丹提脓化腐,待创面脓液已尽,呈鲜活润泽时,改用生肌玉红膏生肌收口。

三、单验方疗法

1. 患处用槐枝、葱白煎汤熏洗,洗后将瓦松阴干为末,撒布于患处。

2. 生甘草120g,文武火慢煎炙透,然后捣碎,每日服30g,分3次口服,次日再服,如未消尽,再服。

四、火针烙法

局部常规消毒,选局部红肿高起最明显处,或以出现的蜂窝状脓头来确定肿块大小,以决定刺入深度。取空心火针(直径2mm,中空,针头呈马蹄斜面,长5cm),在酒精灯上烧红,对准选好的刺入点,快速刺入,快速退针。可见紫红色血液随针流出或喷出,不作止血处理。片刻,肿块即见缩小,病人顿感疼痛减轻,整个治疗过程1~3分钟。全身治疗和局部治疗手段应同时进行,以确保针刺1次成功。此法治疗肛痈初起,证属热毒、湿热者有较好效果。

五、手术疗法

肛痈起病急,发病迅速,一经确诊后应尽早手术,以免贻误时机，加重病情。应根据脓肿的部位、深浅和病情之缓急选择以下适当的手术方法：

（一）一次切开法

此法适用于位低脓肿，内口清楚者。具体方法：手术区常规消毒，在低位骶管麻醉下，先确定脓肿的范围和内口的位置。在脓肿的顶部作一放射状切口，切开皮肤及皮下组织，直至脓腔，用手指探查，彻底打开脓腔，避免遗留部分脓腔。然后以一手食指放入肛管直肠内引导，一手将探针从切口进入脓腔，由内口探出，探查时用力要轻，以免形成新的损伤。沿探针切开脓腔与内口之间组织，并将切口向内口上方延长约 0.5cm，将内口切开处两侧感染的肛门腺双丝线结扎，修剪皮瓣，保持引流通畅，创口填塞玉红膏纱条，纱布加压包扎固定。

（二）切开挂线法

此法适用于高位脓肿，内口清楚者。具体方法：手术区常规消毒，在低位骶管麻醉下，首先确定脓肿的范围和内口的位置。在肛缘与脓肿相应位置做一放射状小切口，止血钳钝性分离至脓腔，可见脓液流出，彻底打开脓腔间隔。然后将探针由切口深入，从内口小心探出，沿探针切开内口和切口之间的皮肤、皮下组织，敞开脓腔，将切口上方延长 0.5cm，将内口切开处两侧感染的肛门腺用丝线结扎。脓腔敞开后可见肛管直肠环，不可切开，将探针沿脓腔底部小心探查，从内口处探出，以武当秘制药线一端系于探针球部，从内口处探出，将武当秘制药线两端在切口内打结,并日后逐渐紧线,直至肛管直肠环全层在药线的勒切下断裂。保持引流通畅,创口填塞玉红膏纱条,纱布加压包扎固定。

(三)分次切开法

此法适用于肛痈内口不清者。具体方法:术区常规消毒,局麻下在脓肿顶部作一放射状切口,深达脓腔,彻底打开脓腔,保持引流通畅,排尽脓液,修剪皮缘,彻底止血,油纱条填塞切口,纱布加压包扎固定。少数病人就此痊愈,大多数病人以后形成肛瘘,形成肛瘘则按肛瘘处理。

术后处理:

一般每日便后用祛毒汤熏洗,清洁创面。创面有分泌物时用九一丹纱条每日换药,以提脓化腐,待创面鲜活润泽时,改用生肌玉红膏纱条生肌收口,直至创口愈合。采用挂线术的患者,每天将药线拉紧一些,直至药线脱落。

护理预防

1. 忌食腥腻辛辣刺激性食物,饮食宜清淡。
2. 保持大便正常及肛门部清洁。
3. 积极治疗肛窦炎、肛乳头炎,预防本病的发生。
4. 一旦发生本病应及时医治,以防蔓延、扩散。

第六节 肛瘘证治

肛瘘是指肛门周围脓肿破溃后,余毒未尽,致创口久不愈合或愈而复发,形成瘘管,以脓液血水不时由瘘口流出,淋沥不断为主症的一种肛门疾病。肛瘘相当于武当道教医药的"老鼠偷粪"或叫"偷粪老鼠"。

病因病机

湿热之邪侵袭人体，或肛门肌肤裂伤感受毒邪，或因饮食不节，嗜食辛辣厚味，温燥之品，久则湿聚于内，化为湿热，下注肛门，气血壅遏，发为痈肿，溃后余毒未尽，蕴结不散，而致脓水淋漓，管道丛生。或因劳伤忧思，房劳过度，产育过多，使肺、脾、肾三脏亏虚，湿热之邪内聚，乘虚下注，结为痈肿，溃后脓水淋漓不绝而为瘘。

辨证要点

1. 儿童、成人均可发病，冬春季多发。
2. 有肛门周围脓肿的病史。
3. 肛门局部有瘘口，时流脓水，经久不收口，或收口后又蓄脓发炎。
4. 瘘口下可触及条索样物指向肛门，严重者有多个外口，数条瘘管。
5. 肛门下坠，疼痛，肛周皮肤潮湿，合并感染时伴发热，血象增高，久病不愈可导致贫血，消瘦和食欲不振。

鉴别诊断

一、直肠炎

直肠炎主要以排便次数增多，便中有黏液和血，里急后重为特征，虽肛门也有胀痛，但症状轻，肛瘘的疼痛与瘘道引流不畅有关，脓水流尽则疼痛消失，排便正常。

二、肛门湿疹

肛瘘病久，瘘管流出的分泌物反复刺激皮肤，可引起皮肤发炎，痒痛不适，易被误诊为湿疹。但肛瘘损伤局限在瘘口四周，不流脓时症状可缓解。而肛门湿疹以局部潮湿痒痛为特征,皮损常围绕肛门四周,无瘘口存在,边缘清楚,治疗较难。

三、肠道寄生虫病

某些肠道寄生虫病如蛲虫、滴虫病亦产生肛门瘙痒,流分泌物,但局部检查肛周皮肤正常,无瘘口,且肛门瘙痒主要发生在晚上,小儿多见,此为主要鉴别点。

辨证施治

一、内治法

(一)湿热下注证

主证:肛门肿坠,肛门周围经常流脓液,脓质稠厚,局部灼热,肛周有溃口,按之有索状物通向肛门内,伴口腻,腹胀,大便不畅,小便短赤,舌红,苔黄腻,脉弦滑。多见于肛瘘初期。

治则:清热利湿。

方药:黄连除湿汤:黄连6g、黄芩10g、川芎6g、当归10g、防风10g、厚朴10g、枳壳10g、连翘10g、甘草6g、大黄3g、朴硝6g。

疼痛甚者加延胡索、乌药各10g,成药可选用龙胆泻肝丸口服。

(二)正虚邪恋证

主证:多见肛瘘病久反复发作者,肛周时流脓液,质地稀薄,肛门隐隐作痛,外口皮色暗淡,瘘口时溃时愈,瘘口四周皮肤色暗,按之如革状,全身乏力,大便不畅,舌尖红,苔薄白或薄黄,脉弦数。

治则:益气祛湿。

方药：加味槐角丸加减：槐角 10g、生地 10g、当归 10g、黄芪 10g、阿胶 10g、川芎 6g、黄连 6g、黄芩 6g、枳壳 10g、秦艽 10g、防风 6g。

长年不愈，肛门时时作疼，脓水淋漓不断，但全身症状不明显，可服用黄连闭管丸。

黄连 30g、穿山甲 15g、石决明 15g、槐花 15g，研成细末，炼蜜为丸，每丸重 3g，日服 2 次，每次 1 丸。

(三)阴虚内热证

主证：肛门肿痛不甚，外口凹陷，脓水清稀，体形消瘦，精神怠倦，盗汗潮热，心烦口干，舌红、苔少，脉细数，此证多为结核杆菌感染形成的肛瘘。

治则：滋阴清热。

方药：滋阴除湿汤：生地 12g、元参 15g、白鲜皮 10g、当归 10g、丹参 12g、茯苓 15g、蛇床子 12g、泽泻 12g。

内热重加丹皮、知母各 10g。成药可选用知柏地黄丸。

二、外治法

(一)熏洗法

可选用祛毒汤。水煎先熏后洗。具有清热解毒，消肿止痛，收敛除湿之功。适用于肛瘘各证型及各阶段，尤其适用于湿热下注、正虚邪恋之肛瘘。

(二)外敷法

本法适用于湿热下注之肛瘘，症见肛门红肿疼痛，外口封闭者，可用四黄膏、拔毒膏外敷，红肿中心不敷，以清热解毒，消肿止痛。

(三)药捻插入法

本法适用于各证型的肛瘘,尤其是脓出不畅时断时续者,可用九一丹药捻插入瘘道,以提脓祛腐,促使脓毒外出。

三、单验方疗法

1. 花椒 10g、艾叶 10g、五倍子 10g、朴硝 5g、马齿苋 15g、茄根 15g,水煎先熏后洗。

2. 凤尾草 10g、赤皮葱 8g、川椒 10g,共捣烂,煎汁熏洗。

3. 鲜榆白皮 30g、白糖 30g 放石臼内捣烂,搓条如针状,阴干备用,将药条徐徐插入瘘管,使瘘管脱落。每日 1 次。

4. 醋炙大龟板 2 个、当归 30g、川芎 30g、血余炭 20g,共为细末,以白酒为丸,早晚各 1 次,每次 6g。

四、针灸疗法

(一)针刺法

常用穴:足三里(双侧)、三阴交(双侧)、长强、太冲等,对肛瘘引起的发热,肛门疼痛,食欲不振,有良好的效果。

(二)灸法

用附子末和水做成药饼,厚如铜钱,置于瘘口上,用艾条灸之,以局部微热为度,不可太烫。此法能减轻临床症状。

五、手术疗法

肛瘘的治疗,以手术治疗为主。内治法和外治法可以减轻症状。肛瘘手术成功的关键是:①正角寻找内口,并彻底清除感染的肛门腺、肛腺导管及肛隐窝;②正确处理肛瘘的主管道;③保持引流通畅。临床上根据肛瘘的分型不同,选择适当的手术方法。常用手术方法有:

(一)切开疗法

此法适用于低位肛瘘。具体操作如下:术区常规消毒,局部麻醉或骶管麻醉。先将探针自肛瘘外口插入,沿管道小心探查,使探针头从内口伸出,遇到阻力时不可强行通过,沿探针逐层切开直至管壁。此时可见明显的管壁组织,然后将切口向内口上方延长约 0.5cm,丝线结扎内口两侧黏膜,彻底清除感染的肛腺、肛腺导管及肛隐窝,最后修剪皮缘,清除腐败组织,保持引流通畅,玉红膏纱条压迫切口,纱布加压包扎固定。

(二)切开挂线疗法

此法适用于肛瘘主管道越过外括约肌深层和耻骨直肠肌的高位肛瘘内口明确者。具体操作如下:术区常规消毒,骶管麻醉,首先将探针从瘘道外口插入,小心探查至内口伸出,沿探针切开外括约肌浅层、皮下层及内括约肌,暴露肛管直肠环,然后用丝线结扎内口两侧组织,彻底清除感染的肛隐窝、肛腺导管及肛腺。对越过外括约肌深层和耻骨直肠肌的瘘道采用挂线法,将武当秘制药线一端系于探针尾部,将探针从内口引出,将武当秘制药线留在瘘道内,把留在瘘道外的药线稍拉紧并打活结,以后每天换药紧线一次,直至瘘管在药线的勒切下断裂,药线脱落。这时药线下勒切断裂创口,随之生长变浅,药线脱落后,创口已很浅,只需换玉红膏纱条数次,即可痊愈。整个治疗过程,一般为7~14天,较为复杂者,可能1月或数月方能痊愈。

肛瘘术后的处理一般每日用祛毒汤坐浴熏洗,以清热解毒,消肿止痛,清洁伤口。术后早期分泌物较多,创面不新鲜,予九一丹纱条填塞伤口以提脓祛腐生新,创面转为鲜活润泽时改用生肌玉红膏纱条换药,直至切口愈合。特殊情况如出现肉芽水肿、假愈合等情况,可参照肛痈处理。

六、药物脱管疗法

此方法是将含有腐蚀性药物的药棒或药钉插入瘘道内,腐蚀管壁。具体方法:肛门局部消毒,麻醉后将枯痔钉插至管道近内口处,不超出内口,外用纱布固定。隔日更换药钉,至管壁坏死组织与周围组织分离脱落,创面出现新鲜肉芽组织后改用生肌玉红膏,隔日更换,到瘘道逐渐闭合。此种方法有一定的疗效。

护理预防

1. 养成良好的饮食习惯,少食辛辣热燥之物,以免内生湿热。

2. 保持肛门部清洁卫生,防治便秘和腹泻。

3. 及时治疗肛隐窝炎和肛乳头炎,避免发展成肛痈和肛瘘。

4. 积极治疗慢性病,如慢性结肠炎、结核病、克隆氏病、糖尿病等。

第七节　肛裂证治

肛裂是肛门皱褶破裂溃烂,伴有肛缘皮瓣赘生的疾病。武当道教医药称之为"钩肠痔""裂痔"或"裂口痔"等。

病因病机

风、热、燥、火之邪,结于胃肠,灼伤津液,粪便坚硬干燥,难于排出,强力努挣损伤肛门,造成裂口,裂口因便秘而反复加深,久不愈合遂成肛裂,或因外感湿热邪气,内食醇酒肥甘,以致湿热蕴结胃肠,下注肛门生痈,痈溃不愈而成肛裂,或年老、产后或失血病人,血虚津亏不能润肠,津亏肠燥为之便秘,强努排解后造成裂口。

辨证要点

1. 多见于青壮年。

2. 排便时肛门呈痉挛性疼痛,时伴出血,每适大便干燥时症状加剧。

3. 起病缓慢,病程较长,反复发作。

4. 检查局部可见肛管后或前正中位有裂口或棱形溃疡,轻者创面较浅,呈鲜红色,重者创面凹陷,呈灰白色,创面边缘组织增生,常伴哨兵痔和皮下瘘。

鉴别诊断

一、肛门皲裂

皲裂是发生在肛缘和肛管皮肤浅表的裂口,仅局限皮下,常几个裂口同时存在,多见肛门皮肤病,如肛门皮炎、湿疹、肛门瘙痒导致肛管皮肤损伤形成。患者排便虽疼痛,但无痉挛性疼痛,常伴有瘙痒症状,局部检查有明显的皮损为其特征。

二、肛管结核性溃疡

此类病人肛门疼痛不明显,局部检查肛管侧面、肛管下段有溃疡,呈卵圆形,边缘浅红,基底苍白。有稠脓性分泌物,脓汁可培养出结核杆菌,全身常伴有结核病灶,鉴别较易。

三、梅毒性溃疡

又称下疳。以病人有性病史,溃疡位于肛门侧面为特点,触痛不敏感,常伴有双侧腹股沟淋巴结肿大,康氏反应阳性。

四、溃疡性大肠炎、克隆氏病的肛管溃疡

这些肠道炎症性病变主要以腹痛、腹泻、黏液血便为主,全身症状明显,如贫血、消瘦、低热,局部检查肛管溃疡较浅,局部症状不明显,有时与肛瘘、肛管溃疡同时并存,因此与肛裂不难鉴别。

施治方法

一、内用药疗法

(一)血热肠燥证

主证:多见肛裂初期,大便2～3日1次,质干,便时肛门剧痛,伴出血,平素腹胀,小便溲黄,裂口色红,肛管紧张,压痛明显,舌质偏红,苔黄,脉弦数。

治则:清热、润肠、通便。

方药:凉血地黄汤加减:生地12g、当归10g、地榆10g、槐角10g、黄连8g、升麻8g、天花粉10g、赤芍15g、枳壳10g、生甘草6g、黄芩10g、荆芥10g。

便秘甚者加大黄 6g,炒决明 12g。成药可用当归龙荟丸。

(二)阴虚津亏证

主证:常为陈旧性肛裂患者,大便干涩,数日一行,便时肛门疼痛,局部出血,口干咽燥,五心烦热,裂口凹陷,基底深红,边缘苍白,舌红、少苔,脉细数。

治则:养阴生津,润肠通便。

方药:增液承气汤化裁:元参 12g、麦门冬 15g、生地 12g、芒硝 3g、大黄 6g、枳壳 10g。

成药可用苁蓉通便口服液。

(三)气滞血瘀证

主证:肛门刺痛,便后尤甚,肛门紧缩,大便干燥,裂口紫暗,便时出血量多,血色暗红,舌质暗有瘀斑,苔黄,脉弦涩。

治则:理气活血,通便止痛。

方药:止痛如神汤:秦艽 10g、桃仁 10g、防风 10g、苍术 10g、黄柏 12g、皂角 10g、当归尾 12g、泽泻 10g、槟榔 10g、大黄 8g。

成药可用新清宁片或通便灵。

二、外治法

(一)熏洗法

此法适宜于各种原因所致的肛裂,方选祛毒汤,药物加水煮沸,先熏后洗,具有活血止痛之功效,可促使裂口愈合。

(二)敷药法

此法适宜于各种原因所致的肛裂。常用药如丸华膏、玉露膏。药膏涂于病灶,具有清热解毒、止血止痛的作用。

(三)腐蚀法

此法适宜于裂口陈旧者。常用药为红升丹。用法:裂口外涂红升丹1~2次,化腐生肌,清除陈旧裂口,然后改用生肌散外涂创面,生肌润肤,活血祛瘀,促进创面愈合。

(四)烧灼法

此法适宜于肛裂溃疡底部肉芽不良且无其他合并症者,选用5%~10%硝酸银液或石炭酸溶液。在局部麻醉下,扩肛拉开肛门,完全暴露溃疡面,保护周围组织,用蘸有硝酸银(或石炭酸)溶液的米粒大小棉签,准确涂在溃疡面及其边缘上,溃疡面即成灰白色,用生理盐水棉签擦洗2次。烧伤面上敷九华膏,无菌纱布固定。术后每日便后温水坐浴,九华膏外敷。如烧灼不够,3~7天后重复烧灼1次。

三、单验方疗法

1.蛋黄油:鸡蛋煮熟,去白用黄,用文火熬炼,待蛋黄炼焦炭化即出油,将此油敷涂肛裂患处,每日2次。能生肌收口。

2.轻粉3g,乳香、血竭、龙骨各15g,共研细末,香油调匀,外用患处。能祛腐生肌。

3.蜂蜜:用文火炼熟后涂敷患部,能清热解毒,润肤生肌。

四、针刺疗法

常用穴:承山、长强、三阴交(双侧)、天枢、大肠俞(双侧),可通便、止痛,促进肛裂愈合。每日1次,留针10分钟,7天为1疗程。

五、扩肛疗法

此法适宜于早期肛裂。在局部麻醉下,术者戴无菌手套,涂润滑剂,先用两手食指伸入肛门内,以指掌面轻轻向两侧扩张肛管,逐渐伸入两中指,呈四指扩肛,持续3~5分钟,使肛门括约肌松弛,解除痉挛。且忌暴力快速撑开肛门,以免造成肛管皮肤多处损伤。

六、挂线疗法

适应于陈旧性肛裂合并有瘘道者。在局部麻醉下,用圆针武当秘制药线从裂口外缘0.2cm处进针,绕过基底节膜带至裂口内缘0.1cm出针,将贯穿武当秘制药线的两端紧紧结扎,5~6天武当秘制药线自行脱落。每日便后温水坐浴,外敷生肌散至痊愈。

七、手术疗法

(一)肛裂切除术

适应症:陈旧性肛裂有瘢痕组织形成。

禁忌症:兼有各种急性病,严重的慢性病,肛门直肠的急性炎症,腹泻和妊娠期的患者。

操作方法:取侧卧位,肛门局部常规消毒,在局麻下先扩张肛门,在裂口正中作纵形切口,上至齿线,下至裂口外端0.3cm,深达切断栉膜带,露出内括约肌的环状纤维止。同时将哨兵痔及肥大乳头、瘘道全部一次切除,再将裂口潜行部分和增生的结缔组织切除,修剪皮瓣,玉红膏纱条压迫伤口,无菌纱布加压固定。术后每日便后温水坐浴,生肌玉红膏纱条每日换药,直至痊愈。

(二)肛裂侧切术

适应症：该法适宜于单纯性肛裂，或慢性肛裂合并哨兵痔和肛乳头肥大者。

禁忌症：参照肛裂切除术。

操作方法：患者取侧卧位，常规消毒，局部麻醉后在距肛缘 1cm 处侧方横行（与肛门平行）切开皮肤，暴露外括约肌皮下层内侧缘，用弯止血钳从外括约肌皮下层上方和内括约肌外侧间隙进入，将钳刺入齿线平面上 0.5cm。向内穿过内括约肌上缘，挑住并向肛外钩出内括约肌游离缘及栉膜带，手指在肛内向上推，另一手持钳向肛外将内括约肌挑出，切开内括约肌游离缘及栉膜带。如有肛乳头肥大、哨兵痔分别行乳头结扎，哨兵痔切除，创口开放。侧切口缝合三针，一针闭合切开的内括约肌空腔，另两针缝合切口皮肤。术后 4 天左右拆线。

（三）钩提法治疗肛裂（笔者自创术式）

适应症：该法适合单纯性肛裂，或慢性肛裂伴有哨兵痔、肛裂皮下瘘、肛乳头肥大者。

禁忌症：参照肛裂切除术。

操作方法：患者取向右侧卧位，常规消毒手术区，局部麻醉后在肛缘 1cm 处侧方，作一 1cm 大纵形切口，用特制小钢钩由切口插入，在左手食指的导引下，钩出内括约肌，并稍用力扯提小钩使其内括约肌充分暴露，用手术刀将其切断。如有哨兵痔、皮下瘘、肥大的肛乳头可以一并切除。然后先双手食指扩肛 1~2 分钟，再用双手的食指、中指四指扩肛 1~2 分钟。术毕，手术区重新消毒，伤口处可压消炎止血纱条，外用无菌纱布敷盖，胶布固定。第二天可以大便,便后用温花椒盐水坐浴,纱条换药。第三天可以用生肌纱条换药,至痊愈。

手术注意事项:①小钩插入时,不能刺穿肠壁,以免造成瘘。②扩肛时用力要缓慢,不能用猛力。

护理预防

1. 少食辛辣食物,多食含纤维食物,防止便秘,保持大便通畅。

2. 积极防治隐窝炎、肛周发炎、肛门湿疹等,减少肛门部的不良刺激,避免诱发肛裂。

3. 养成便后清洗肛门的习惯,保持肛门清洁,减少对肛门的刺激。

4. 如已确诊为肛裂,就不必反复作指诊或窥镜检查,以减少患者对疼痛的恐惧感。

第八节 直肠脱垂证治

直肠脱垂是指直肠自肛门脱出的病症。武当道教医药称本病为"脱肛"。临床上根据脱出长短分为轻、中、重度。

病因病机

本病发生与肺、脾、肾功能失调有直接联系。各种原因导致的肺、脾、肾虚损均可引发本病,如久泻、久痢、久咳、忧思劳累、房劳过度等。在小儿,多因先天不足,形体未充,发育不全,随泻痢、便秘而发。也有因脏腑本虚,复感外邪,或饮食不节,内生湿热,下注大肠而发者。

辨证要点

1. 婴幼儿和老年人宜发病。

2. 排便时直肠黏膜或全层脱出肛外,色鲜红,能自行复位或需手法复位。

3. 脱出物有环状沟。表面黏膜常有糜烂,伴出血点。

4. 便秘或腹泻,伴有肛门直肠下坠感,便中有黏液,排便不畅。

5. 部分病人可伴肛门不全失禁。

6. 因常有分泌物从肛门流出,可伴发肛门皮炎和瘙痒。

鉴别诊断

一、肛管外翻

直肠脱垂与肛管外翻均为大便后肛门部有物脱出,肛管外翻时肛门部突起一圈,突起物表面为皮肤,而直肠脱垂脱出时表面为鲜红的黏膜,此为主要鉴别点。二者脱出的长度亦不同,肛管外翻一般突起 1cm 左右,而直肠脱垂常在 3cm 以上。

二、肠息肉脱出

直肠息肉脱出肛门外多为一圆形小瘤,常有蒂,发炎时表面呈鲜红草莓状,易出血,直肠脱垂脱出物粗大,二者区别较易。

三、痔脱出

直肠脱垂与痔脱出鉴别见内痔章节。

施治方法

一、内治法

(一)湿热下注证

主证：相当于直肠脱垂伴有直肠炎症。便时直肠脱出肛外，肛门直肠部胀痛，黏液便，伴大便带血、肛周皮肤潮红，舌红，苔薄黄，根腻，脉滑数。

治则：清热利湿。

方药：凉膈清肠散化裁：生地12g、白芍12g、当归10g、川芎12g、黄芩10g、黄连6g、荆芥10g、防风12g、升麻8g、香附12g、甘草8g。

便中带血加槐花10g、双花10g。

(二)气虚下陷证

主证：便时或增加腹压时直肠脱出肛外，需手法复位，肛门坠胀，便溏，神疲乏力，四肢酸软，多见于年老体弱者，舌淡胖，苔薄白，脉沉濡。

治则：益气举陷。

方药：补中益气汤：黄芪20g、人参4g、炒白术10g、甘草10g、升麻8g、柴胡8g、陈皮10g、当归12g。

腹胀者加鸡内金6g、木香10g，泄泻者加赤石脂20g、肉豆蔻6g。成药可用补中益气丸口服。

(三)脾肾两虚证

主证：直肠滑脱不收，手法复位困难，肛门会阴部下坠，时伴有腹痛，面色苍白，头晕心悸，小便频数，大便溏稀，肛门部流黏液，多见于伴肛门不全失禁患者，舌淡、苔白，脉弱。

治则：温补脾肾。

方药：大补元煎加减：人参5g、山药12g、甘草10g、熟地12g、山萸肉10g、杜仲12g、枸杞子12g、当归10g。

四肢不温,形寒肢冷加炙附片6g、肉桂5g,腹泻重加肉豆蔻6g、米壳10g。成药可用十全大补丸口服。

二、外治法

(一)中药熏洗法

常用收敛固涩剂熏洗。石榴皮12g、枯矾15g、五倍子10g、苦参20g,煎水熏洗局部,每日2次,连续用2月。

(二)中药外敷法

多用于小儿直肠黏膜脱垂。可选用收肛散。五倍子10g、浮萍(炒)10g、诃子肉(炒)10g、煅龙骨10g、木贼10g,共研细末,干撒敷在直肠黏膜表面,每日1次,15天为1疗程。成人可用涩肠散。诃子肉10g,赤石脂30g,煅龙骨30g,研成细末,茶水调敷于直肠黏膜表面,每日1次,20天为1疗程。

三、单验方疗法

(一)地龙散

主治气虚明显的直肠脱垂。地龙2条焙干,生黄芪30g,共研末,每日2次,每次15g,口服。

(二)根皮汤

主治小儿直肠脱垂。地榆根6g,石榴皮4g,水煎服,日1剂。

四、针刺疗法

针刺可以升阳益气,增强盆腔内肌肉张力,达到上提直肠、肛门的效果。常用穴位是长强、百会、足三里、承山、提肛穴(位于坐骨结节与肛门连线中点)。每次10分钟,每日1次,7日为1疗程。

五、注射疗法

将药物均匀注射在直肠壁外两侧骨盆直肠间隙和直肠后间隙，使直肠与四邻组织发生粘连固定，同时还将药物注射在直肠黏膜与肌层之间，使松弛的黏膜与肌层粘连固定，达到治疗目的。本方法适用于各期直肠脱垂。常用药物有6%明矾液、消痔灵注射液、矾连液等。具体方法：病人取截石位，术区局部麻醉，将药液注入两侧直肠骨盆间隙和直肠骶骨间隙，进针深度为9cm，但注意不能穿透直肠肌层。采用边退针边注药的方法，使药液成柱状分布，通过药液的无菌性致炎作用，使局部产生纤维化，达到固定直肠的目的。注药剂量可达40ml。同时可辅助向直肠黏膜下注射稀释一倍的药液，从直肠壁距肛缘10cm处起，在肛门镜下，从上向下多点状注射至齿线部，一般一次用量为30~60ml，使脱垂的黏膜与肠壁肌固定。

六、点状结扎加肛门紧缩术治疗直肠全层脱垂18例（笔者自创术式）

(一)临床资料

性别：男6例，女12例。

年龄：最小17岁，最大28岁。

病程：最短14年，最长27年。

本组病例治疗前：有6例曾作过直肠脱垂的手术治疗，"术式不明"；有9例曾被游医诊断为"痔疮"，作过痔结扎术；有3例采用中药内服、熏洗等方法治疗过。

诊断标准：以1975年我国全国性肛肠会议资料"直肠脱垂分度标准"为准。

诊断结果：Ⅱ度脱垂11例

Ⅲ度脱垂7例

(二)手术前准备

1.术前1天开始给肠道抗生素,我们选择的是土霉素片0.5g,每6小时口服一次,连续服用至术后第3天。

2.术前一天晚8点钟开始禁饮食,凌晨作清洁灌肠,作好肠道清洁。

3.局部备皮。

4.术前30分钟肌注术前针。

(三)手术步骤

1.患者登上手术台。作腰麻,取仰卧位,待肛门松弛理想后,拉出脱垂的直肠并请患者配合增加腹压,使平时脱垂部全部脱出肛外,充分暴露。

2.用洗必太酊或1∶1000新洁尔灭液,常规消毒肛门周围及直肠脱出部分。

3.紧靠肛门,在脱出直肠的根部、截石位12点外,用组织钳的尖部提起肠黏膜,另用一弯止血钳,在提起肠黏膜底部与直肠纵形地夹住,松去提起肠黏膜的组织钳,用圆针穿"4"号丝线,在夹肠黏膜的止血钳下,紧贴直肠肌层外穿过,行"8"字形结扎,结扎后的肠黏膜形成小圆球状,间距约2cm。用这种方法在同一水平线上环扎一圈,称为第一结扎线,第一结扎线一般作4~6个结扎点。第一结扎线完成后,再作第二、第三结扎线。第二结扎线的结扎点应在第一结扎线两个结扎点中间,两个结扎线相距不小于2.5cm。每做完一个结扎线,直肠脱出部会向肛内收缩一些，直到将脱垂的直肠全部还纳入肛内，结扎手术即算完成，准备作肛门紧缩手术。

4.肛门紧缩术：手术者需要更换手套，重新消毒肛门手术区，在肛门后半围，距肛门缘 1.5cm 处，沿肛缘作一椭圆形切口，长度按肛门的松弛程度而定，如肛门松弛可纳入三指以上者，切口长度为肛门全周的二分之一，肛门松弛在三指以下者，切口长度为肛门三分之一切开皮肤，将皮下的外括约肌浅层及肛尾韧带暴露清楚，将切的皮瓣向直肠侧作钝性分离至齿线。露出肛门后三角形间隙，将游离皮瓣推入肛内，用 00 号铬制肠线，将左右两侧外括约肌浅层做褥式缝合 2～3 针，闭合肛门后间隙，肛管推向前方，使直肠与肛管成为正常生理弯曲，再将游离皮瓣从肛内拉出，做棱形切除，切口上端至齿线。然后将肛门、肛管皮肤做全层缝合，肛门大、小以能伸入一食指为度，肛门直肠用洗必太酊或 1：1000 新洁尔灭液消毒，用消炎纱条敷盖，无菌敷料包扎固定。

术后禁食 3 天，静脉给足液体及能量，连续 5 天控制大便，预防伤口感染，给抗生素静滴 5～7 天，术后第 5 天给口服液体石蜡 30ml，一日一次。术后 7～10 天拆线，如有感染可提前拆线，并开放引流至伤口愈合。

(四)疗效评定标准

1.痊愈：大便时肛内无脱出物，肛门收缩正常，大便排除通畅，术后随访 3 年不复发。

2.好转：大便时肛内虽有少量直肠黏膜脱出，但大便后能自行还纳入肛内，肛门收缩正常，排便通畅。

3.无效：治疗前后临床症状无改善。

术后随访最长的 12 年,最短 4 年。

治疗结果:

1.痊愈 16 例

2.好转 2 例

3.无效 0

体会:

直肠全层脱垂治疗方法较多,特别是直肠脱垂注射疗法虽然取得较好的疗效,但目前尚不能完全替代手术方法,我们这种手术方法是在李润庭老师"瘢痕支持固定术"的基础上,通过改进再配合肛门紧缩术的一种综合手术式,其优点如下:

1.手术在肛外进行,视野清楚,操作应手。

2.手术方法简单,使用安全。

3.手术目的清楚,在内解决直肠黏膜松弛,在外解肛门松弛。

护理预防

1.避风寒,忌生冷。

2.保持大便正常,有规律,忌努挣。

3.积极治疗慢性疾病,如气管炎、肠炎、直结肠息肉等,减少诱发因素。

4.锻炼身体,多活动,避免久站、久坐,避免长期持续性增加腹压的活动,常做提肛运动。

第九节 肛门乳头瘤证治

肛门乳头瘤是齿线部肛柱下端组织增生形成的瘤状

物。武当道教医药无此病名,常根据其临床表现,称之为"鼠乳痔""牡痔"。

病因病机

大肠湿热,大便秘滞,导致直肠肛门部气血运行不畅,湿热互结于肛门,形成瘤状赘生物;或气滞血瘀,局部经脉瘀滞不畅,以致六淫之邪客于肛门,结聚成瘤;或血热肠燥,大便秘结,便时用力努挣,致局部齿线被燥屎擦伤,诱发感染,热毒之邪留滞肛门,引起组织增生,使肛门部下坠不适,产生乳头瘤。

辨证要点

1. 四季均可发病,中老年多见。

2. 局部肛门不适,伴胀痛,尤以便后为甚,部分病人便时伴脱垂,需手法复位。

3. 直肠镜检查:直肠齿线部可见色浅呈三角形的突起,病重者呈带蒂的乳头状赘生物,表面为肛管移行上皮所覆盖。发炎时乳头瘤充血,红肿,疼痛明显。

4. 指诊:直肠、肛管交界处可触及质硬、活动度好的肿物,压痛轻度,一些大的瘤体能被手指所引出肛外。

鉴别诊断

一、直肠息肉

肛门乳头瘤与直肠息肉均有便时脱垂症状,但乳头瘤发生在齿线部,脱出物表面覆以移行上皮,而息肉发生在直肠,脱出物表面覆以黏膜,鉴别不难。

二、痔脱垂

肛门乳头瘤与痔脱垂均可有脱垂,但痔发生脱垂常为混合痔内痔Ⅱ期，脱出物表面为一半皮肤一半黏膜，脱出的黏膜部分呈糜烂出血状，表面湿润，基底宽大，质软。而肛门乳头瘤，脱出物常为小蒂的乳头瘤赘生物，表面为肛管上皮组织，质硬，鉴别较易。

施治方法

一、内治法

(一)湿热下注证

主证：肛门直肠部下坠、胀痛，大便秘涩，便时肛门轻度疼痛，肛门镜下可见齿线部有色浅红的赘生物，指诊齿线部可触及小肿物，活动度好，压痛轻度，患者平素食欲不振，口腻，舌质红，苔薄黄，根腻，脉弦滑。

治则：清热利湿，理气止痛。

方药：药用三妙丸加减：黄柏12g、苍术10g、生薏苡仁12g、枳壳10g、陈皮10g、炒决明10g、元胡6g、败酱草10g。

成药可用二妙丸。

(二)气滞血瘀证

主证：便时肛门内有物脱出，不能自动复位，疼痛剧烈，脱出物充血，表面有分泌物附着，时伴出血症状，大便难，小便短赤，肛管紧张，指诊直肠齿线部可触及有蒂、质硬、压痛明显的瘤状物，舌暗红，有瘀斑，苔少，脉弦涩。

治则：活血、理气、止痛。

方药：止痛如神散化裁：当归12g、桃仁10g、皂角10g、熟大黄9g、丹参10g、槟榔10g、黄柏10g、枳壳10g、苍术8g、秦艽12g、泽泻10g、川芎8g。

大便难者加郁李仁 8g。

(三)血热肠燥证

主证：大便秘结，干燥难解，便时肛门剧痛，伴有物脱出，脱出物肿胀，伴渗血，小便黄，口干，舌燥，肛管紧张，指诊可在齿线部触及有如枣大的赘生物，压痛明显，舌红，苔少，脉数。

治则：清热凉血，润肠通便。

方药：药用地榆丸化裁：地榆 10g、当归 10g、黄连 7g、阿胶 10g、木香 8g、桃仁 10g、生大黄 6g、丹皮 10g。

成药可用地榆槐角丸。

二、外治法

(一)熏洗疗法

祛毒汤：五倍子、川椒、防风、苍术、枳壳、侧柏叶、葱白各 12g，朴硝 20g，马齿苋、甘草各 15g。水煎坐浴熏洗患处，日 2 次。

(二)敷药疗法

九华膏，便后注入肛内 1g，或用化痔栓，每日 2 次，纳入肛门。适应于气滞血瘀证和湿热下注证的肛门乳头瘤患者。

(三)枯脱疗法

用枯痔散外敷在脱垂的肛门乳头瘤表面，外用纱布包扎固定，每日 1 次，至瘤体发黑脱落，再用生肌玉红膏敷至愈合。注意用枯痔散时，应保护好周围正常的肛管组织。

三、注射疗法

局部消毒后，在瘤体根部注射 1%普鲁卡因局部麻醉，充分暴露出肛门乳头瘤的基底，再将枯痔油 0.5ml 注射在瘤体的根部，使瘤体缺血、坏死脱落，达到治疗目的。术后每日用痔疮膏外敷，防止感染。

四、电灼疗法

病人取左侧卧位，肛门部用 1%普鲁卡因麻醉，消毒肠腔，扩肛。令患者用力努挣，使乳头瘤脱出肛外，用血管钳牵拉瘤体顶部，然后用电灼器灼其根部，直至脱落，注意不要灼烧过深，以免损伤肛管和肠壁组织。术后每日用生肌玉红膏外敷，至创面愈合。

五、结扎疗法

病人取侧卧位，肛门部用 1%普鲁卡因局麻，消毒肠腔，扩肛，用血管钳夹紧肛门乳头瘤的根部，轻轻拉出肛外，然后用武当秘制药线单纯将其根部结扎之，使乳头瘤缺血坏死脱落，一般 7 天即可脱落。局部每日便后肛内注入生肌膏，同时预防便秘。

六、切除疗法

术前准备同前。局部麻醉后，将肛乳头瘤牵拉出肛外，围绕其基底部，剪一棱形切口，注意切口不应过深，以免损伤皮下组织，然后将乳头瘤慢慢分离切除之，伤口用 4 号线缝合 2 针。术后控制排便 3 天，每日外用玉露膏注入肛内，防止感染，3 天后拆缝合线。注意预防感染，损伤切口。

护理预防

1.少食辛辣、热燥之物，少饮酒，养成良好的饮食习惯，多食蔬菜、水果，保持大便正常。

2.保持肛门局部清洁卫生,便后用温水洗干净。

第十节　直肠息肉证治

直肠息肉是指直肠黏膜上或黏膜下的赘生物。其大小、形态、位置高低不同。可单发也可多发。出血是其主要临床症状,其次是脱出、腹泻、黏液便或反复出现腹部隐痛等。亦有无症状者。武当道教医药把能脱出肛门外的息肉称为"息肉痔""樱桃痔""珊瑚痔"等。

病因病机

湿热之邪留滞肠间,阻滞经脉,热蕴于内,血气瘀滞,浊气下泄而生。或气机失调,肠间经络瘀血,气滞血瘀,积久而成;或寒邪凝滞,气血不畅,阻滞肠间而致。

辨证要点

1.儿童成人均可发生。

2.便血:大便时粪便表面带血,色鲜红,肛门部无疼痛,或便时有黏液和鲜血。

3.脱出:部分病人便时有物脱出肛外,常有蒂,表面呈草莓状,色鲜红,伴出血症状。便后可自行复位或手法复位。

4.全身症状:出血严重者可引起贫血、消瘦,心悸气短,多发性息肉感染可引起腹泻和黏液血便,肛门下坠,里急后重。

5.直肠镜检查:直肠腔内可见到色鲜红的有蒂或无蒂息肉,表面光滑,若为绒毛状腺病,则表面为高突不平,伴有大量黏液的突起物。

6.指诊:直肠内可触及光滑、活动度好、圆形、质硬有弹性的肿物。

鉴别诊断

一、内痔脱垂

见内痔一节。

二、肛乳头瘤

肛乳头瘤位于肛管齿线部，呈圆锥状突起，色淡黄，体积大者也能脱出肛外，但表面为移行上皮覆盖，不易出血，而息肉位于直肠，表面为黏膜，临床上鉴别较易。

三、直肠癌

直肠息肉与直肠癌均发生便血，但直肠癌常伴黏液血便，便次增多。指诊：直肠内可触及肿物，质硬，表面高突不平，活动度差，直肠镜下为溃疡性肿块，临床需指诊和直肠镜检查才能鉴别，若息肉恶变，常需依靠病理检查来鉴别。

施治方法

一、内治法

(一)风伤肠络证

主证：大便带血，血色鲜红，偶伴有黏液，直肠肛门部不适，有物脱出肛外，色鲜红，呈草莓状，有蒂，指诊检查直肠内可触及活动度好、质硬、表面光滑的肿物，舌淡红，苔薄白，脉浮数。

治则：清热祛风，通络止血。

方药：槐花散加减：炒槐花10g、侧柏叶10g、荆芥10g、枳壳10g、防风10g、地榆炭10g。

热盛者加黄芩10g、栀子10g。成药可用地榆槐角丸。

(二)气滞血瘀证

主证:大便时带血或滴血,有物脱出,常需手法复位,直肠部坠痛,息肉质硬色暗,患者面色黯淡,消瘦,食欲不振,舌暗有瘀斑,苔少,脉涩或滑。

治则:活血行气,消肿散结。

方药:少腹逐瘀汤化裁:当归10g、生地10g、元胡6g、五灵脂10g、没药10g、蒲黄8g、赤芍15g、枳壳10g、牛膝8g、桂枝10g、小茴香10g、皂刺10g。

(三)脾气亏虚证

主证:大便时出血,色淡,便时有物脱出肛外,需手法复位,脱出物表面粗糙,色淡红,伴形体消瘦,心悸气短,腹泻,便中有黏液,舌淡体胖,苔白,脉沉细。

治则:健脾温中,益气摄血。

方药:黄土汤加减:地黄15g、炙甘草10g、白术12g、附子片6g、阿胶10g、黄芩15g、灶心土20g(先下)、党参15g。

出血多者加血余炭10g、荆芥炭10g。成药可用归脾丸。

(四)肾虚寒凝证

主证:腹痛,腹泻,便中带血和黏液,便时有物脱出,需手法复位,脱出物多为多发的直肠赘生物,表面呈暗红色,患者四肢不温,身倦无力,直肠镜下可见肠腔内有数量众多的息肉,或有蒂,或无蒂,大小不一,尚可见患者口唇与四肢表面有小而黑的色素斑,舌淡,苔少,脉细弱。此类多见先天性、家庭性息肉病。

治则：温阳通脉，益气养血。

方药：金匮肾气丸合人参健脾汤加减：熟地15g、山药10g、山萸肉10g、泽泻10g、茯苓12g、桂枝10g、制附片8g、党参12g、当归10g、白芍12g、甘草10g。

二、外治法

灌肠疗法：中药煎剂经肛门灌注于直肠内，保留4～6小时，对缓解临床症状有较好作用。药用：乌梅12g、贯众15g、五倍子9g、夏枯草30g、半枝莲15g、槐角9g，水煎浓缩成100ml，每晚睡前保留灌肠，10天为1疗程。或用乳香10g、没药10g、生薏仁15g、青黛3g，水煎浓缩成100ml，保留灌肠。

三、结扎疗法

是治疗单发直肠息肉常用方法。具体操作方法：肛门局部消毒后，在直肠镜下用血管钳夹住息肉基底，选用7号丝线结扎之，数日后息肉缺血坏死脱落而愈。

四、套扎疗法

采用痔套扎器，在直肠镜下，利用负压原理将息肉吸入套扎器内进行套扎，此法适用于无蒂的直肠息肉，或多发的直肠息肉。

五、电灼疗法

对位置较高，数量较多的直肠(结肠)息肉，常选用电灼法，即在内窥镜下用高频电极分别烧灼息肉。

六、注射疗法

适应于用直肠镜或乙状结肠镜能暴露的息肉。操作方法：患者取胸膝位，用内窥镜显露息肉后，用注射器接长注射针头，或用注射器抽药后接上带长塑料管的小儿头皮针，并将其固定在乙状结肠活检钳上。术者能通过窥镜将针头穿刺息肉根部，令助手推注抽好的硬化剂至蒂根部发白为止，10天后息肉根部可逐渐萎缩硬化脱落。

七、手术疗法

适应于直肠腔内息肉较大，而基底广阔，经肛门路摘除困难者。操作要点是肠道准备后，在合适的麻醉下，取俯卧位，在臀部正中线上，自骶骨下端至肛门上方2cm处作纵形切口，切开皮肤筋膜，切除尾骨，结扎骶中动脉，切开提肛肌和直肠后壁，显露息肉切除之，止血后，依次缝合各层组织，局部放引流。

护理预防

1. 饮食改以清淡为主，调整饮食习惯，多食用蔬菜等粗纤维食物。

2. 注意患者的情绪变化，搞好解释工作和心理护理。

第十一节　直肠前突综合征证治

直肠前突主要多见于中、老年女性，多由分娩、人工流产、妇科炎症及结肠炎等病所致直肠阴道隔松弛，直肠前壁向阴道突出，使排便时压力朝向阴道方向而不向肛门，粪块存积在直肠前突的囊腔内，造成大便梗阻。主要表现为排便困难，肛门处有梗阻感，排便时肛门处压力分散，有排不空感，部分病人需用手在肛周或阴道内加压，甚至用指扣出粪块，而造成的肛门损伤，引起肛门疼痛，便鲜血等症状。此病容易误诊为痔疮、肛裂、便秘等疾病。

病因病机

1. 肺、脾、肾亏虚，久病不愈，或过度劳作，房事不节，产育过多，皆可引起气血不足，湿热下注，或肠道津液亏虚，而造成大便秘结。

2. 直肠阴道隔松弛，则直肠前壁易向前膨出，类似疝突出。

3. 慢性便秘致腹内压长期增高的女性，对直肠阴道隔长期处于高压环境下，而使直肠阴道隔松弛，而致直肠向前阴道突出。

辨证要点

1. 排便困难，多为 2 日以上排便 1 次，每次排便时间延长，伴有肛门坠胀及便意不尽感。

2. 肛门指检，直肠前下方可触及到明显凹陷。

3. X 光排粪照影示，直肠下段前壁呈囊状突向前方。

鉴别诊断

一、痔疮

大便时肛门部出血，色鲜红，或肛内有肿块脱出肛外，肛门镜检，可以发现肛门内外可见到痔块，大便干燥时可有便秘，一般大便排出通畅。

二、肛裂

主要表现为大便干燥时肛门疼痛，出血，尤以肛门疼痛为其区别点，肛门检查可见肛门缘前方或后正中有溃疡或裂痕。

三、一般便秘

多是大便干燥，秘结难排，服用软便泻下药一般有效。

这种便秘用一般泻下药多没有效果。

施治方法

一、内治法

(一)脾虚气陷证

主证：肛门坠胀,大便排出困难,大便稀溏,便次增多,面色少华,头昏神疲,四肢乏力,纳食不香,舌淡,苔薄白,脉弱。

治则：健脾益气,升阳举陷。

方药：人参 10g、黄芪 20g、当归 6g、柴胡 6g、升麻 6g、炒白术 10g、陈皮 5g、防风 5g、炙甘草 5g、葛根 10g，

(二)气滞血瘀证

主证：大便排出困难,肛门胀痛、下坠、心烦、失眠,两胁刺痛,易怒面红,舌紫或舌红有暗斑,脉弦。

治则：活血化瘀,疏肝理气。

方药：当归 10g、赤芍 10g、生地 15g、红花 10g、桃仁 10、杏仁 10g、柴胡 10g、香附子 10g、炒枳壳 10g、木香 6g、川楝子 10g、甘草 5g。

二、手术及其他治疗法

(一)经直肠内修补

患者取俯卧位,双下肢下垂 45°左右,下腹及耻骨联合部略垫高。可用腰麻或骶麻。用宽胶布粘贴双侧臀部,向两侧牵开,显露肛门部。常规消毒臀部、肛门及阴道,用手指轻轻扩张肛门,以容纳 4～6 指为宜。将直角拉钩或"S"形拉钩伸入肛门内,助手协助暴露直肠前壁。具体手术方法分 2 种。

1. Sehapayah 法：在直肠下端,齿线上方 0.5cm 处做纵

形切口,长约7.0cm,深达黏膜下层,显露肌层,根据前突的宽度,游离两侧黏膜瓣,为1.0～2.0cm。左食指插入阴道内,将阴道后壁向直肠方向顶起,以便于协助压迫止血及防止损伤阴道,然后用2～0铬制肠线缝合,进针点距中线的距离可根据前突程度而定,一般进针点选择在前突的边缘正常组织处,可从右侧肛提肌边缘自外向内进针,再从左侧肛提肌边缘自内向外出针,间断缝合4～5针。缝毕,用右手食指触摸到一条垂直而坚固的肌柱。缝合时针尖切勿穿过阴道后壁黏膜,以防发生阴道直肠瘘。最后修正两侧黏膜瓣,用铬制羊肠线间断缝合黏膜切口。直肠内置凡士林纱条,从肛门引出。

2.Khubchandani法:在齿线处做横切口,长为1.5~2.0cm,在切口两端向上各做纵形切口,每侧长约7.0cm,成"U"字形。游离基底较宽的黏膜肌层瓣(瓣内必须有肌层),黏膜肌层瓣向上分离须超过直肠阴道隔的薄弱处。先做3~4针间断横行缝合,横行叠缝松弛的直肠阴道隔,再做2~3针间断垂直缝合,缩短直肠前壁,降低缝合黏膜肌层瓣的张力,促进愈合。切除过多的黏膜,将黏膜肌层瓣边缘与齿线间断缝合,最后间断或连续缝合两侧纵形切口。

(二)直肠闭式修补法(Block法)

根据前突大小,用弯曲管钳纵行钳夹直肠黏膜层,再用2-0铬制肠线自下而上连续缝合黏膜肌层,直到耻骨联合处。缝合时应下宽上窄,以免在上端形成黏膜瓣影响排粪。该法仅适用于较小的(1.0~2.0cm)直肠前突。宋太平、巩跃生对1986-1989年6位学者所做的直肠前突经直肠修补术的疗效进行了对照见表。

直肠前突经直肠修补术的疗效对照表

作者	例数	随访年	有效率(%)
Sultivan 等（1968）	151	1.5	79.5
Capps 等（1975）	51	-	94.0
Sehapayak 等（1985）	355	-	84.5
Khubchandani 等（1985）	59	1.5	93.2
喻德洪等（1988）	51	2.0	76.5
Scarles 等（1989）	16	1.0	93.8

经直肠入路修补直肠前突的优点有以下几个方面：①方法简便；②可同时治疗其他伴随的肛管直肠疾病；③可用局麻完成手术；④更直接接近括约肌上区，能向前折叠耻骨直肠肌，重建肛管直肠角。该法缺点是不能同时纠正膀胱突出或阴道后疝，有肛管狭窄者亦不易经肛门修补，合并以上情况者以阴道修补为宜。

（三）直肠内封闭缝合法修补直肠前突

其手术要点是在直肠前突处行双重连续交锁缝合，将该处直肠黏膜、黏膜下组织和肌层缝合在一起，消灭直肠前壁囊袋。连续交锁缝合要勒紧，以达到绞窄效果，从而引起黏膜坏死脱落，靠该处黏膜下和肌层组织使创面快速愈合。该类手术适用于中间位直肠前突。特点是快速，简单易行，出血少。不足之处是有时前突封闭不完全，术后可复发。

必须注意，单纯直肠前突较少，多合并有直肠前壁黏膜脱垂、直肠内套叠、会阴下降、肠疝等。治疗时应同时治疗合并疾患，否则将影响疗效。另外，需要认真做好术前准备和术后护理。术前3天口服肠道抗生素，术前2天进软食，手术当日禁食，并清洁灌肠、冲洗阴道。术后继续用抗生素或甲硝唑等预防感染，进流食，保持5~7天不排大便。

（四）手术加武当功法治疗直肠前突168例（为笔者自创的手术方法）

1. 治疗方法：手术前1小时采用清洁灌肠清洗肠腔，待患者排净肠腔内余水后，休息15分钟即可进入手术室。

取向右侧卧位，碘伏常规消毒肛门手术区，1%利多卡因在肛门截面位3、6、9、12点处注射麻醉，每处约注射3～5ml，待肛门松弛后，以左手食指由阴道内将直肠前突部分顶向肛内，右手持弯止血钳，在左手食指导引下，夹住突向阴道的肠黏膜提起，另用一弯止血钳在肛门齿状线上0.5cm处夹住提起的肠黏膜。根据突出程度的轻重，所夹黏膜多少不一样，突向阴道的直肠超过3.1cm以上者，夹取黏膜3cm，突出3cm以内者，只需夹取2～2.5cm即可，若突出部分超过3.1cm以上者，可行"品"字型结扎，以校正理想为度。在夹黏膜的止血钳后部，距齿状线0.5cm处剪一小口，用弯针穿4号丝线，在操作区消毒后，在钳下穿过，行"8"字缝扎、结扎后，多余黏膜呈球状，指检肛内，这时肛内向前突出的凹陷已消失。再用左手食指插入肛内，摸准痉挛的内括约肌，在肛门截石位7点边缘1.5cm处，作纵形切口，切口约有0.5cm大，再用弯止血钳由肛外缘1.5处插入，将所痉挛的内括约肌挑起，穿入橡皮筋，由肛内引出肛外用止血钳在橡皮筋根部夹紧，用10号丝线结扎（操作有如肛瘘挂线法）。用双手四指扩肛，若并发有其他肛门直肠疾病，可以根据情况酌情手术，以提高疗效。术毕伤口压消炎止血纱条，盖无菌纱块、胶布固定，将病人扶回病房，肌注 TAT 注射液 1500 单位，预防破伤风，手术当天限制排便，术后第二天排便后用温花椒盐开水坐浴，伤口用九华膏换药，至伤口痊愈。

2.武当功法的具体练法：待手术创面全部痊愈后，即可练功。每天早晨起床前和每天晚上睡觉前，分别练一次功法。先将全身放松，调整呼吸，心态平和，取双膝跪位，臀部撅起，作到头低臀高，双手放在头部两侧，用腹式呼吸，吸气时将会阴及肛门向上提，意念提致肚脐下，呼气时将肛门及会阴放松，一呼一吸为一次。一般每天早晨和每天晚上各练此功 20～50 次。

3.注意事项：练功时需要环境安静，空气良好，心态平和，呼吸以缓慢为妙，不可过急，不可用力过猛，不可用力过大，要顺其自然为好。

功能及效果：此功法属于武当道教三天门悟性气功中的一式，其主要功能是：疏通督、任二脉气血，调和冲带二脉功能，改善盆底血液循环，增强会阴部肌肉群的工作能力。

练此功大多数在一周内可使临床症状改善，坚持练此功，可预防肛肠疾病，如痔疮、便秘、腹泻及直肠前突、会阴下降、结肠炎等，性功能方面，可治妇女阴道肌肉松弛，可治男性阳痿、早泄、性功能减退等。

4.疗效评定标准：

（1）治愈：症状消失，排粪照影正常。

（2）好转：症状及排粪照影改善。

（3）无效：症状及排粪照影无改善。

5.治疗结果：168例全部痊愈出院。

典型病例：

黄XX,39岁。大便排出困难16年,近5年加重,平时大便如球状,每3～4天一次大便,排便时肛门呈撕裂样疼痛,大便带鲜血,呈点滴状,便后休息1～2小时疼痛方可缓解。1996年9月曾在南京某三甲医院行肛裂手术,术后效果不佳。平时靠服多种泻药,3～4天方能排便一次,入院前一月又在南京某三甲医院检查,行排粪照影、肠道运输试验,诊断为肠道运输减慢、直肠前突、肛裂、混合痔。拟定行结肠部分切除术（具体术式不详）。经人介绍,来我院就诊,院外检查资料如上述。患者呈慢性病容,表情痛苦,述已有4天未排大便,经用上述手术方法,术后第二天患者排出少量大便（因术前做过清洁灌肠）,以后每天能自由排出大便,住院15天,痊愈出院。

讨论：

直肠前突以前教课书介绍甚少,因此临床对此病认识不足,常把此病误诊为痔、肛裂、直肠脱垂、肠套叠等,有些甚至多次行肛门直肠手术而忽略了直肠前突,随着科技进步,检查手段日渐完善,X光排粪照影对此病的诊断提供了有力依据。

通过我们对临床168例病人观察,认为直肠前突是因为直肠阴道隔松弛,排粪进直肠前壁向阴道突出,由于粪便通过的道路发生改变引起粪便通过困难。用力排粪加重了直肠前突，前突又加重排粪困难，由此引起大便秘结。长期便秘造成肛门内外括约肌痉挛,肛门括约肌痉挛加用力排粪引起肛裂、痔的发生,造成恶性循环,形成肛门直肠部前松后紧的出口梗阻情况。

我们根据局部病理特点,自创一种点状结扎括约肌松解加武当功法锻练,治疗此病168例,其中在术后半年开始随访或信访168例,最长病例术后达5年,有效率是100%,治愈率98%。此疗法具体特点是：

（1）采用局部麻醉即可完成手术,提高了麻醉的安全性。

（2）手术前突部是由肛门入路,采用闭合性伤口,不损伤直肠阴道隔,避免手术并发症及手术后遗症。

（3）用挂线法切断痉挛的括约肌,是一种反馈疗法,提高肛门直肠排粪反射功能,解除肛门括约肌痉挛,缓解出口梗阻。

（4）手术只是结扎去除直肠下段向阴道突出的多余病理组织,不损伤正常组织,符合中医"祛邪不伤正"的治疗原则。

（5）采用武当道教功法锻练是此疗法关键一环。因为人类盆底肌群受内脏压迫,血液循环不良,加上患病后内在平衡失调,造成排粪困难,形成出口梗阻,局部肌群常不堪重负,而长期疲劳,导致损伤,人们对此局部又缺乏保健意识和有效的锻炼方法,故称此处为人体的重灾区。这样的环境下,即使用手术调整了解剖学的位置,若不加保护与合理的功能锻炼,治疗效果难以维持。我们在此病治疗方面,既注意手术校正其解剖位置,又注意术后功能保护与锻练,所以取得了以上良好效果。

第十二节　肛管直肠癌证治

肛管直肠癌是临床上常见的恶性肿瘤之一,以大便下血,时流臭水,色黯不鲜,里急后重,腹部或肛门部肿硬疼痛为主症。其特点初期除便血外多无自觉不适,中晚期肿块逐渐增大,中心溃烂,便黏流脓血,奇臭难闻,里急后重,预后不良。本病武当道教医药称"锁肛痔"或"脏痈痔"。

病因病机

多因外感六淫,脏腑气血失调,大肠肛门部经脉阻塞,滞结成积;或因痰浊壅盛,郁阻经脉,痰浊气血互结而发;或因嗜食甘肥,过食辛辣,过度饮酒,湿浊内生,蕴久化热,湿热互结,下注大肠而致;或肝气郁滞,脾失健运,大肠功能失常,气血瘀滞,久郁成结,聚于肛门发为本病。亦可因寄生虫、肠道慢性炎症、肠息肉、肛门湿疣等诱发。

辨证要点

1.四季均可发病,中老年多见。

2.便血:大便时手纸带血,或便中常夹黏液与血,血色暗红,初期量少,后期量多,有恶臭。

3.排便异常:主要发生在中晚期肛管直肠癌患者。多数为腹泻,便次增多,便中有黏液和血,少数因肿块增大引起排便困难,常伴里急后重,便条变细、变形。

4.疼痛:肛管癌和晚期直肠癌引起盆腔转移者,常伴有肛门会阴部的疼痛,晚期疼痛剧烈,严重影响工作和休息。

5.全身症状:发病日久,常伴消瘦、贫血、腹胀、食欲不振、低热等症状。

6.局部肿块用指诊可在肛管或直肠内触及肿块,肿块形状不规则,边缘不整齐,表面高突不平。早期肿块有一定的活动度,晚期则与四邻组织粘连固定,当直肠内肿物增大,中心区常形成溃疡,呈火山口状,一些肿块的不断增大,可造成肛管和直肠环状狭窄,影响大便通过。指套上常染有脓血和黏液。

鉴别诊断

一、内痔

见内痔一节。

二、直肠息肉

见直肠息肉一节。

三、肛门湿疣

肛门湿疣发病在肛周皮肤,成孤立一个或散在成片,表面呈柔软的赘生突起,以与皮下组织无明显粘连为主要鉴别点。

四、肛瘘

肛管直肠癌和肛瘘均可在肛周触及肿块,但肛瘘的肿块发生突然,呈炎症包块,红肿热痛明显,破溃流脓可缓解症状,形成瘘管,可触及明显的瘘管和摸清楚瘘管的走行方向,鉴别不难。

五、痢疾

肛管直肠癌和痢疾均有里急后重和黏液血便，腹泻，鉴别的关键在指诊。肛管直疡癌的直肠指诊以能在肛管和直肠部触及到质硬的肿块为其特点。部分肿瘤位置较高，需在纤维肠镜下方能鉴别。

施治方法

一、内治法

（一）湿热壅结证

主证：肛门坠胀，排便异常，大便次数增多，便中夹脓带血，有恶臭，血色暗红，或伴里急后重，肛管癌常发生肛门疼痛，指诊直肠肛管部可触及肿物、质硬、表面不光滑，指套上有血迹，舌红、苔黄腻，脉弦数。

治则：清热解毒，消肿散结。

方药：白头翁汤加减：白头翁15g、黄连6g、黄柏10g、秦皮10g、槐花10g、元胡6g、黄药子10g、半枝莲15g、桃仁10g、紫草8g。

（二）气滞血瘀证

主证：便时带血，血色紫红，肛门直肠坠痛不休，里急后重，排便困难，肛门直肠肿物触之坚硬如石，压痛明显，少腹胀痛，舌暗，有瘀斑，苔黄，脉弦滑。

治则：活血化瘀，软坚散结。

方药：桃红四物汤化裁：桃仁10g、红花8g、当归12g、生地12g、川芎12g、赤白芍各15g、三棱10g、莪术12g、穿山甲10g、枳壳10g、香附15g、连翘12g。

出血多者加茜草、地榆炭各10g；排便困难加大黄6g、郁李仁10g。

(三)气阴两虚证

主证:每日大便数次,以黏液为主,常伴有血水,血色淡暗,全身无力,食欲不振,消瘦,面色苍白,心烦口干,午后低热,夜间盗汗,舌淡红,质胖,苔薄白而少,脉细数或弱。

治则:益气养阴,扶正培本。

方药:八珍汤加味:党参15g、黄芪15g、炒白术10g、白茯苓15g、炙甘草10g、当归10g、生地12g、川芎10g、黄精15g、五味子10g、白花蛇舌草15g、紫河车8g、天花粉15g、丹皮10g。

二、外治法

(一)敷药疗法

局部出血,溃疡者,可用玉露膏或四黄膏外敷,疼痛,水肿明显者,可用如意金黄散外敷,每日3次。适用于肛管癌。

(二)灌肠疗法

用败酱草30g、白花蛇舌草30g,煎水80ml,保留灌肠,每日2次,适用直肠癌。亦可用黄连10g、白芍10g、地榆10g、阿胶10g、连翘10g,水煎100ml,保留灌肠,适用于直肠癌出血严重的患者。

三、单验方

1.瓜蒌15g、败酱草15g、槐角9g、白花蛇舌草15g、木鳖子15g、土茯苓15g、土大黄15g、核桃树枝30g、马齿苋15g、藤梨根30g。煎水内服,1日2次。

2.半枝莲30g、山豆根30g、诃子15g、木鳖子15g、苡仁

15g、白花蛇舌草 15g、黄芪 30g、白术 15g。煎水内服，1日 2 次。

3.黄药子 300g、白酒 1500g。浸 24 小时，盛于瓶内，封瓶口，放入水中加热到 60～70℃ 2 小时，再放入冷水浸泡 3 天，每日 100ml，分数次内服。

4.喜树叶鲜品每日用 500g，干品用 250g。煎水内服，1日 2 次。

5.黄药子 60g、山豆根 12g、败酱草 30g、白鲜皮 120g、夏枯草 120g、七叶一枝花 60g，共研细末，炼蜜为丸，每丸重 9g，每日服 4～6 丸。

四、注射疗法

1.喜树注射液，每 2ml 含喜树果生药 4mg，每日 4ml 肌肉注射。

2.核桃树枝及天葵注射液，肌肉注射，每次 2ml，每日 1 次。

3.鸦胆子注射液，配成 10%鸦胆子注射液，每次 2ml，隔日 1 次肌肉注射或癌瘤局部注射。

4.半枝莲、白花蛇舌草及夏枯草注射液，每日 1 次，每次 2ml 肌肉注射。

5.三棱、莪术等量，制成 5%或 10%～20%溶液，肌肉或局部注射，每次 2ml，每日 1 次。

6.采用 FA-865（中药）注射液，直接注射在直肠癌肿周围和瘤体内，以及直肠周围组织内，可使肿瘤缩小或坏死脱落，对控制转移和发展有一定的疗效，能提高生存质量，减轻临床症状。具体操作是局麻，在直肠镜下找到病变组织，直接进行注射。根据瘤体的大小，注射适量的药液，一般注射 40～60ml，每周 1 次，2 周 1 个疗程。

五、手术方法

早期癌肿局限在肠壁或仅有癌肿附近的淋巴结肿大，而癌肿及转移病灶无粘连固定者，可行广泛的手术切除，如病灶癌肿浸润广泛，不能行根治手术时，可作永久性人造肛门和捷径手术，并运用中草药和化学药物配合应用。

护理预防

1. 培养良好的饮食习惯，禁辛辣、生冷之物，饮食不可过分精细，不吃发霉的食物，进食不宜太热、太硬、太快。

2. 禁用峻下泻剂。

第十三节　肛门湿疹证治

肛门湿疹是一种非传染性的过敏性慢性炎症性肛周皮肤病。常反复发作，经久不愈。本病武当道教医药称为"浸淫疮""肛周风"等。现多称"肛门顽湿""肛门湿疡"。

病因病机

本病多因饮食不节，过食鱼腥甘肥，或因食积虫扰，脾失健运，湿热蕴阻，下注肛门，外受风侵袭，充于腠理，浸淫肌肤而发。或阴血亏虚，血虚生燥，肤失所养，湿浊之气客于肌表所致；也可因脾胃虚弱，湿浊内生，湿久化热，湿性黏滞，重浊趋下，袭于肛门腠理，水湿蕴内而致。

辨证要点

1. 夏秋季多发，成人多见。

2.急性肛门湿疹：发病急骤，病程较长，初起时皮肤损害有红斑、丘疹、渗出、糜烂、结痂和脱屑等。一般表现为1～2种症状。轻者微痒，重者瘙痒剧烈，难以忍受，呈间歇性或阵发性发作，夜间增剧。常伴有全身症状，如发热，局部红肿，睡眠不佳。

3.亚急性肛门湿疹：多由急性肛门湿疹迁延不愈而致，病情较缓慢，水疱不多，渗液少，常有红斑、丘疹、痂皮、糜烂同时出现。

4.慢性肛门湿疹：病程缠绵，皮损界线不清，肛缘皮肤增厚粗糙，呈苔藓样改变，弹性减弱或消失，常伴有皲裂，皮色灰暗或苍白，症状反复发作。

鉴别诊断

一、肛门接触性皮炎

接触性皮炎有明显的接触物刺激史，如软膏、胶布等，皮损仅限于接触部位，皮损形态单一，水疱大，境界清楚，去除病因后，皮炎消退快，且很少复发，鉴别不难。

二、肛门神经性皮炎

肛门湿疹与肛门神经性皮炎均发生肛门瘙痒不适，但肛门神经性皮炎常先局部瘙痒，后出现皮肤损伤，扁平丘疹，继有苔藓样改变，色淡发褐，病变部位大，可从肛门延至骶尾部、会阴和阴囊。

三、肛门瘙痒症

肛门瘙痒症以局部奇痒为主，常无渗出，很少有皮损，抓破后继发渗出、出血，局部以抓痕为主。

施治方法

一、内治法

(一)湿热下注证

主证:以急性、亚急性湿疹多见。起病较急,皮损为潮红,伴有丘疹,水疱,黄水淋漓,局部灼热瘙痒,大便秘结,小便短赤,舌淡红,苔黄腻,脉滑数,此为热重于湿。若起病缓慢,皮损以丘疹、水疱为主,渗水较多,伴倦怠乏力,纳呆,大便溏稀,舌淡,苔白腻,脉滑,为湿重于热。

治则:清热利湿,佐以祛风止痒。

方药:萆薢渗湿汤加减:萆薢10g、生苡仁12g、丹皮10g、黄柏10g、茯苓12g、泽泻10g、木通6g、滑石15g、防风10g、枳壳10g。

热盛者加栀子10g、蝉衣3g,湿重者加萹蓄10g、陈皮10g。成药可用防风通圣丸。

(二)血虚风燥证

主证:以慢性肛门湿疹多见。病情反复发作,病程迁延绵长,肛周皮损肥厚,伴角化皲裂,呈苔藓样改变,色素沉着,伴心烦易怒,午后低热,夜寐不佳,舌质红,苔少,脉细数。

治则:养血润燥,清热祛风。

方药:滋阴除湿汤化裁:元参10g、生地12g、白鲜皮10g、当归10g、丹参10g、蛇床子12g、泽泻8g、防风10g。

若大便干结加知母10g、柏子仁10g,心烦易怒加丹皮8g、银柴胡8g。成药可选用当归片。

(三)热毒壅盛证

主证：多为急性肛门湿疹合并化脓性感染者。肛周皮肤红肿，痛不可按，流黄水伴血水，身热恶寒，头痛无力，舌红，苔白根部腻，脉弦数。

治则：清热解毒。

方药：仙方活命饮加减：白芷 10g、贝母 8g、防风 10g、赤芍 15g、甘草 8g、当归尾 10g、乳香 5g、没药 8g、穿山甲 10g、陈皮 10g、天花粉 12g、银花 10g。

此为急则治其标的治则。待肛门湿疹急性化脓性感染缓解后仍按证型辨证治疗。

二、外治法

常配合内服中药治疗。

（一）湿敷疗法

生地榆 30g、马齿苋 30g，煎汤 100ml，湿敷患处，每日 2 次，适应于湿热证候。

冬青叶 100g，加水 500ml，煮沸后取液湿敷肛门局部，每日 2~3 次，适应于湿疹的各种证候。

（二）熏洗疗法

蛇床子 15g、苦参 20g、川椒 10g、艾叶 10g、明矾 30g，加水 2000ml，煮沸后静置候温，坐浴熏洗局部，每日 2 次，适应于湿热型和血虚风燥型肛门湿疹。

花椒 15g、枯矾 15g、朴硝 30g，加水 2000ml，煮沸后先熏后洗湿疹患处，每日 2 次，适用于湿重于热型证候。

（三）敷药法

湿毒膏每日 2 次，涂敷患处，外用纱布包扎固定，适用于湿重于热型证候。

五倍子散每日3次,涂散于患处,能收湿止痒。适应于血热、血虚风燥型证候。

三、单验方疗法

1. 青黛散麻油调搽患处,每日3次。适应于肛门湿疹、糜烂、脓疱、结痂。

2. 10%明矾热温水外洗,适应于慢性湿疹作痒者。

3. 番茄洗净后用酒精消毒,去外皮,用纱布或灭菌铜丝网压出浆汁,用此汁外敷,每日3~4小时更换一次,适用于湿热型湿疹。

4. 全蝎散:全蝎15g、白矾62g、冰片3g,将白矾入锅内化开后加入全蝎,煅枯待冷后与冰片共为细末。用于慢性湿疹奇痒不止。

5. 陀柏散:密陀僧30g,黄柏面20g,冰片(研末)2g,外涂患处。有渗出者干敷,无渗出者麻油调敷。用于急性肛门湿疹。

6. 黑豆馏油膏:将黑豆装砂壶内,密闭,壶嘴向下,周围木炭燃烧,半小时后有黑色油汁滴出,直至油滴尽。黑豆油10g,氧化锌10g,凡士林80g,调匀,敷于患处。用于慢性湿疹。

7. 车前草100g,捣汁口服,适应于湿热下注型肛门湿疹。

四、针刺疗法

主穴:血海、三阴交、会阴。配穴:脾虚配足三里、关元,瘙痒甚者配太溪、长强。采用平补平泻法,每日1次。

护理预防

1. 发病期间应保持肛门局部清洁干燥卫生,经常用温水清洁局部,对其过敏的食物、生活用品,如各种皮毛、化妆品等忌用。

2.禁食鱼、虾、辛辣及酒等刺激之物。

3.保持乐观,情绪稳定。

4.肛门局部瘙痒时忌用不干净的手抓痒,以免抓破皮肤诱发感染。

第十四节 肛门瘙痒症证治

肛门瘙痒症是以肛门皮肤剧烈瘙痒,搔抓后引起抓痕、血痂、皮肤肥厚、苔藓样变为主症的肛门皮肤病。本病无任何原发性皮损,顽固难治。武当道教医药有"肛门痒"之称。

病因病机

由于腠理不密,风寒或风热之邪客于肌肤,致使经络受损,皮肤作痒起粟;或由于饮食不当,过食辛辣刺激、酸咸甘肥,积湿生热,下注肛门而生;或进食海味腥膻,脾胃受伤,湿热内生,阻塞肛门皮肤脉络而发;或因素体血虚,日久生热化风,肌肤失养而致。

辨证要点

1.成人多见,每因湿度变化或季节交替即易复发和加重病情。

2.瘙痒:肛门及四周皮肤瘙痒,时轻时重,缠绵难愈,常伴针刺感或灼热感,尤以晚间为重。

3.肛门部潮湿:局部皮肤呈苍白色,有湿潮感,常伴有肛管炎和其他肛门疾病。

4.症状反复发作,与情绪变化有关系。

鉴别诊断

一、肛门湿疹
见肛门湿疹一节。

二、肛门癣
肛门瘙痒症与肛门癣均有肛门瘙痒,但肛门癣为体癣,常在全身多处发生皮损,边缘清楚,表面干燥,有脱屑,常伴有抓痕。鉴别较易。

三、肛门湿疣
肛门湿疣虽有瘙痒,但疣赘发生在肛周皮肤上,呈多个或单个突起性赘生物,这些赘生物生长较快,鉴别不难。

施治方法

一、内治法

(一)血热风盛证

主证:发病初起肛门瘙痒伴灼热感,遇冷遇热则痒甚,肛周皮肤潮红,皮肤界线不清,口苦咽干,心烦易怒,大便秘结,小便短赤,舌尖红,苔薄黄,脉浮数。

治则:凉血清热,消风止痒。

方药:凉血消风散加减:生地 10g、当归 10g、知母 10g、蝉衣 3g、生石膏 20g、苦参 12g、丹皮 8g、赤芍 12g、荆芥 10g、白蒺藜 8g、生甘草 6g。

便秘时加生大黄 6g。

(二)湿热内壅证

主证:多见于病程较长的患者。肛门部潮湿瘙痒,常蔓延阴囊、会阴,时轻时重,肛周皮肤粗糙,皱褶肥厚,分泌物增多,常伴胸闷不适,不思饮食,大便秘结,舌淡,苔腻,脉滑略弦。

治则:清热利湿,祛风止痒。

方药:龙胆泻肝汤化裁:龙胆草 6g、栀子 8g、黄芩 10g、柴胡 8g、车前子 8g、生地 12g、泽泻 8g、苏梗 8g、当归 10g、木通 5g。

便秘时加炒决明 12g、麻子仁 10g,痒甚加钩藤 15g。

(三)血虚内热证

主证:多为久治不愈,病程缠绵的患者。肛门部奇痒难忍,皮肤干燥,无光泽,少弹性,伴有抓痕和血痂。夜寐难安,睡少梦多,或久治无效。每逢情绪波动则症状加重,舌红苔少,脉细数。

治则:养血润燥,息风止痒。

方药:药用当归饮子:生熟地各 12g、何首乌 10g、当归 10g、白芍 12g、荆芥 10g、白蒺藜 12g、防风 8g、生黄芪 15g、川芎 10g、炙甘草 8g。

睡少梦多者加远志 10g、柏子仁 10g;午后低热者加地骨皮 12g、丹皮 10g。

二、外治法

(一)熏洗法

可用止痒熏洗汤。方药:苦参、蛇床子、地肤子、白鲜皮、川椒、黄柏各 15g,加水 200ml,煎汤先熏后洗患处,每日 2 次。主治各类肛门瘙痒症。

(二)擦药敷药法

九华粉洗剂,每日 4~5 次,用毛笔蘸药涂抹患处。适用于风热、湿热证。湿毒膏,涂敷局部,每日 2~3 次,适应于血热、风热证。具有收湿止痒之功。

三、单验方疗法

1. 黄柏 30g,煎汤外洗,每晚 1 次。

2. 苦参 30g,蛇床子 60g,水煎外洗,每日 1 次。

3. 川乌 15g、草乌 15g、马齿苋 30g、葱白 15g,上药煎汤,熏洗患处。治肛门瘙痒合并痔瘘。

四、针灸疗法

(一)体针疗法

主穴:肾俞、长强、承山、太溪,每日选 2~3 个穴位,采用强刺激手法,每日针 1 次。适应于各种瘙痒症。配穴:大便秘结,腹胀,配气海、脾俞;心烦低热,夜不能眠,配神门、曲池。

(二)耳针疗法

取神门、交感、肾上腺、内分泌、肺区、痒点等穴,每次选用 2~3 穴,单耳埋针,双耳交替,每周交换 1 次。

(三)耳背放血疗法

以洁净三棱针,刺穿耳背静脉,放血少许,待其自止。每 5~10 天 1 次。

五、局部封闭疗法

对于顽固性的肛门瘙痒症,可选用美蓝液局部封闭。操作方法:用 2% 美蓝液 2ml 加 1% 普鲁卡因 40ml,将上述药液点状注射于瘙痒区,药物注射于皮内,每个注射点注药 0.2ml,注射后局部用无菌纱布包扎固定。术后肛门区约有 4 小时灼痛感,以后会产生麻木感,大约可持续 20

天左右。

六、手术疗法

肛门瘙痒久治不愈,严重影响工作和生活时可采用手术方法。此法适应于顽固性的肛门瘙痒症。操作方法:肛周皮肤瘙痒区行局部浸润麻醉,在截石位距肛缘 2cm 的 3、9 点位皮肤表面做长 1cm 的切口,深达皮下组织,然后用手术刀潜行分离皮肤,使皮肤神经末梢彻底离断,最后缝合切口,即达治愈目的。术中应注意保护肛管皮肤及括约肌。术后每日伤口清洁消毒,更换敷料,7 日后拆线。如发生伤口感染,应及时拆除缝合线,外用消炎粉,直至伤口愈合。

护理预防

1. 及时治疗全身和局部原发疾病,如痔、瘘、裂、腹泻、蛲虫等。

2. 注意饮食,忌食腥辣之物。

3. 避免接触对自己过敏的食品、化学药品、生漆等。

4. 用温水洗净肛门,避免用碘性肥皂及有刺激性的外用药。

5. 避免焦虑、忧虑、精神紧张。

第四章　眼、耳、鼻、喉、口腔病

第一节　红眼病证治

"红眼病"是一种急性传染性结膜炎,春夏季节多见,可分为细菌性和病毒性两类,其流行程度和危害性以病毒性结膜炎为重。红眼病是通过接触性传染的眼病,如接触患者用过的毛巾、洗脸用具、水龙头、门把手、游泳池的水、公用玩具等,均可引起发病。此病常在幼儿园、学校、医院、工厂、商场等公共场所广泛传播,造成暴发性流行,武当道教医药称此病为"暴发火眼""天行赤眼"。

病因病机

1. 肝气不疏,肝火上炎。
2. 外感风热邪毒。

辨证要点

1. 双眼发热、烧灼、畏光、眼红。
2. 自觉眼眼磨痛,像眼内进入砂子般地疼痛。
3. 眼皮红肿,眼眵多,怕光,流泪。
4. 早晨起床时,眼皮常被分泌物黏住,不易睁开。
5. 个别病人眼结膜上出现小出血点或出血斑,分泌物呈黏液脓性。
6. 病性严重者可伴有头痛、发热、疲劳、耳前淋巴结肿大及全身症状。

鉴别诊断

一、眼光电损伤

多见于工厂中不戴防护面罩而操作的电焊工。亦可表现为双眼畏光、流泪，眼内有异物感，眼睑发红，结膜充血，剧痛等症状，但它有工作环境的特殊史，并没有相互传染性。

二、电离性眼损伤

X线、Y线、中子流等所致之损伤，称电离性损伤。眼部表现眼睑红斑，脱毛（眉毛、睫毛），放射性皮炎，皮肤溃疡及皮肤癌，亦有结膜红肿、充血、坏死等症状。它亦有有害光源接触史，但没有传染性。

施治方法

一、内治法

（一）热毒炽盛型

主证：发病较急，两眼同患，但往往一先一后，球结膜与眼睑均为红肿，以红为重，尤其球结膜，可见鲜红一片。眵泪交流，但眵多于泪，眵黏易结，早晨起床可因眵干涸而不能睁眼，自觉沙涩羞明。舌红苔薄黄，脉数。

治则：清热解毒。

方药：银花20g、连翘15g、蒲公英30g、野菊花15g、生地20g、栀子10g、黄连10g。

便秘加大黄10g。

（二）风邪炽盛型

主证：发病火急，一两日可达极期，球结膜与眼睑均红肿灼痛，但肿痛显著，球结膜可高于角膜，眵泪交流，泪多于眣,流泪灼热,伴头痛鼻塞、恶寒发热等全身症状,舌苔白或微黄,脉浮数。

治则:散风为主,佐以清热。

方药:桑菊饮加减:桑叶15g、菊花15g、荆芥10g、薄荷10g、连翘10g、白芷10g、川芎10g、黄芩10g。

(三)经验方

1.夏枯草20g、黄芩15g、当归15g、牛蒡子15g、连翘15g、赤芍12g、防风12g、山栀10g、薄荷10g、大黄10g、黄连10g、黄柏10g、川芎10g,水煎服。

2.红花10g、桃仁10g、当归10g、川芎6g、赤芍10g、柴胡9g、牛膝10g、桔梗10g、生地20g、青葙子10g、决明子10g、密蒙花10g。水煎服。

二、外治法

1.蒲公英、黄芩、菊花、桑叶、银花、胆草各30g,煎水洗眼。

2.黄柏30g,研粗末,加水500g,煮沸20分钟,滤取清液,点眼。

3.野菊花30g,水煎取清液洗眼。

三、针灸疗法

取穴:合谷、太阳、少商、四白。用泻法。

四、护理预防

1.因传染性强,应预防流行,对患者注意隔离。

2.洗脸用具应一人一套,患者用过物品应用煮沸消毒。

3.注意个人卫生,不要用脏手揉眼,勤剪指甲,饭前便后洗手,有条件外出回家后,可用清热解毒的中药液洗手。

第二节　睑缘炎证治

睑缘炎是一种常见的眼睑疾患,多为双眼发病,病情较为顽固,时轻时重,眼睑充血、肿胀、肥厚、分泌物增多、糜烂、溃疡或鳞屑,病人自觉干痛或磨痛,刺痒钻心难忍。武当道教医药俗称此病"烂眼边""风弦赤烂"。

病因病机

脾胃湿热,外受风邪。

辨证要点

1. 眼睑潮红,肿胀,少眵多泪,睑烂,结痂皮,痒或痛。
2. 睑缘红赤,刺痒钻心难忍,眵多泪少。
3. 眼睑溃烂,痂混脓血而疮面坚硬,揭去病痂及流脓血。
4. 此病顽固难愈。

鉴别诊断

1. 红眼病虽眼红,但眼睑一般不烂。
2. 红眼病病程短,愈合快。

施治方法

一、内治法

（一）风湿型

主证：睑缘潮红,少眵或无眵而多泪,痒多痛少或无痛,或有痂皮,但较轻薄。

治则：祛风利湿。

方药：除湿汤：连翘10g、滑石15g、车前10g、枳壳10g、黄芩10g、川连10g、木通6g、甘草6g、陈皮6g、荆芥

10g、防风 10g、茯苓 10g。

加减便秘加大黄 10g。

（二）风燥型

主证：睑缘红赤，眵多泪少，眼干燥干涩，痛痒并重，其痂厚实，润洗之后，才显洁净。

治则：祛风润燥。

方药：柴胡散：柴胡 10g、防风 10g、赤芍 10g、荆芥 10g、羌活 10g、桔梗 10g、生地黄 10g、甘草 6g。

加减：痒甚加蝉衣 10g、赤芍 10g。

（三）积热型

主证：证同风燥型，唯其痂混有脓血而坚硬，揭之易流脓血，缘部亦随之浅脱，只痛不痒。

治则：泻火解毒。

方药：三黄汤：黄芩 10g、大黄 10g、黄连 10g。

加减：热甚，脉洪大者，加黄柏、石膏、栀子之类；解毒可加蒲公英、银花、连翘。

外贴烂弦膏药（覆盆子叶、干姜、生白矾、枯矾）。

二、简易方

白矾 6g，白菊花 10g，用水煎取一大碗，澄清或过滤，每日 1 剂，分三次洗眼。用于风湿型。

蚕砂 50g，置瓦片上，文火焙焦，研成极细末，用醋酒调成糊状，每日涂患处二三次。用于风燥型。

青黛 10g，煅石膏 36g，共研极细末，用麻油调成糊状，同上法涂患处。用于积热型。

鸡蛋一两个，煮熟取黄，慢火炒煎成油，同上法涂患处。或于此油内加研磨极细之胆矾少许,然后涂用。各型均可用。

本病以内外兼治为宜。外治以先洗后涂为佳。洗时如一眼轻,一眼重,则先洗轻者,后洗重者。愈后需继续用药5~7天。

第三节　青光眼证治

青光眼是最常见的致盲性眼病之一,以眼压升高,视神经萎缩和视野缺损为特征。青光眼的病因病机非常复杂,因此它的临床表现也是多种多样。急性青光眼发病急聚,表现为患眼侧头部剧痛,眼球充血,视力骤降,疼痛沿三叉神经分布区域向眼眶周围、鼻窦、耳根、牙齿等处放射。武当道教医药文献中有"五风内障""绿风内障",与此病基本相同。

病因病机

暴怒伤肝,肝胆之火上扰,或外受风热,诱动内风,或劳神过度,脾虚肝郁,气血不和,肾阴亏虚,虚火上炎,均可导致房水瘀滞而成本病。

辨证要点

1. 发病急,眼酸痛,头胀痛,视物昏花。
2. 暴怒之后,眼痛如刺,头痛如裂,视力骤降,甚至失明。
3. 头胀头痛,两目昏花,视力减退。

施治方法

一、内治法

（一）风热型

主证：发病急，眼酸胀，头胀痛，瞳孔扩大，视物昏花，伴有呕吐或寒热，舌苔薄白，脉浮紧。

治则：散风清热。

方药：清震汤：升麻10g、赤芍10g、甘草6g、荆芥穗10g、葛根15g、薄荷10g、黄芩10g、荷叶10g、苍术10g。

加减：如有里实，合大承气汤。

（二）肝旺型

主证：暴怒之后，眼及头部见症如上。但眼痛如刺，头痛如暴裂，视力急剧减退，甚至迅速失明，多兼恶心，呕吐；舌苔黄白，脉象弦大。

治则：平肝泻火。

方药：泻肝散：元参20g、大黄10g、黄芩10g、知母10g、桔梗10g、车前子15g、龙胆草10g、羌活10g、当归15g、芒硝10g。

（三）肝郁型

主证：发病较缓，头痛呕逆，精神抑郁，懒言易哭，饮食减少，胸胁胀满，肢体不温，瞳孔时大时小，大则视物模糊，小则转明，头痛时重时轻，苔白腻，脉弦细。

治则：开郁调中，疏肝和脾。

方药：加味补中益气汤：黄芪20g、升麻10g、细辛6g，陈皮10g、木香10g、川芎10g、党参15g、炙甘草10g、蔓荆子10g、当归10g、苍术10g、柴胡10g。

合逍遥散加减。

（四）肝肾两亏型

主证：发病缓慢，或反复发作，腰膝酸痛，头胀头痛，两目昏花，视力减退，瞳孔时大时小，口苦咽干，耳鸣，舌红苔白而中黄，脉象虚弦。

治则：滋补肝肾。

方药：生地20g、山萸肉10g、山药10g、丹皮10g、茯苓10g、泽泻10g、菊花10g、枸杞子10g、桑葚子10g。

二、针灸

急性青光眼：①针风池、率谷、头维、太阳、合谷、内关、足三里、光明、太冲。②针风池、攒竹透鱼腰、率谷透丝竹空、内关、曲池、足三里、行间。

慢性青光眼：①针风池、翳明、大椎、内关、曲池、足三里、光明。②针风池、健明1.健明2.阳白、四白、合谷、内关、足三里、光明。

第四节　外耳道疖肿证治

武当道教医药称为"耳痈""耳门痈"。病因为胆及三焦之火上升，外加热毒所致。

主证：外耳道红肿，剧痛，耳屏部压痛，溃而流脓，或有发热、周身不适等症，舌质红紫，苔黄腻，脉弦数。

治法：清热泻火解毒。

方药：五味消毒饮加减：龙胆草10g、栀子10g、菊花10g、金银花10g、紫花地丁15g、蒲公英20g。

肿甚者加蚤休；脓出仍肿者加天花粉。

外治方：（1）20%黄连饮膏外涂，每日1次。

（2）大黄、黄连各等份，共研细末，冷茶调，外涂，每日

1次。

第五节　化脓性中耳炎证治

武当道教医药称为"耳底流脓",流水者称"聍耳"。日久不愈,脓液发臭者又称"耳疳""耳漏"。急性者多因胆及三焦之火上炎,外受风热或炎热,内火外热,聚于耳底,蕴而成脓。慢性者多由急性迁延而成,因病久伤肾,故常有肾经虚火上扰之证。

一、急性型

主证:耳底发痒,继则疼痛,并有跳痛及耳窍周围针刺样痛,听力减退,耳鸣作响,耳孔流稠脓或黄脓。可伴有发热、恶寒、头痛、周身不适等症,舌质绛,苔白,脉弦数。

治则:清热泻火,兼散风热或利湿热。

方药:龙胆草10g、栀子10g、菊花10g、蚤休10g、甘草6g。

加减:恶寒发热加防风10g、桑叶10g;湿热重加黄柏10g、苦参10g。

成药:当归龙荟丸,每服10g,每日2次。

外治方:(1)鲜虎耳草叶,洗净,捣烂取汁,滴入耳内,每日3次。或加冰片少许,研细和入,滴耳。

(2)黄连10g、硼酸2g、冰片2g。将黄连捣碎加水一茶杯,浸泡煮沸5分钟,然后将它药研碎倒入,待全部混匀后过滤2次,备用。用时将耳内脓汁拭净,滴入三至五滴,每日2~3次。

二、慢性型

主证：耳底流脓日久，或呈脓样，或如黏附液，有腥臭味，断续不停，听力减退，头昏而痛，有时低热，舌质红，苔少，脉细数。

治则：滋阴降火。

方药：滋阴降火汤减川芎：知母10g、黄柏10g、当归15g、赤芍10g、熟地20g、元参20g。

加减：脓水多加天花粉10g，旱莲草20g，头晕加荷叶10g。

成药：知柏地黄丸，每服1丸，每日2次。

外治方：(1)流脓发臭者：鱼脑石，煅后研细末，每10g加冰片1g，再同研，取少许吹耳内，每日2次。

(2)耳底渗水不干者：枯矾3g、硼砂6g、冰片1g，共研细末，吹入耳内，或用麻油调，滴入耳内，每日2次。

第六节 耳源性眩晕证治

本病根据其症状表现，当包括在武当道教药的"眩晕"证中。多因风阳上扰，湿痰阻逆或肝肾不足而发病。

治疗法则大致有平胆、熄风、潜阳、化湿、除痰、健脾以及益肾、宁心诸法。按发病阶段和个体情况不同，可配合运用。

一、风阳上扰型

主证：眩晕如坐舟车，泛泛欲吐，两颞跳痛，不能转动，动则症状加剧，甚至欲倒，面红如醉，对声光敏感，舌质红，苔白，脉洪数或弦数。

治则：息风潜阳。

方药：天麻 10g、钩藤 15g、橘皮 10g、竹茹 10g、茯苓 10g、石决明 20g、龙齿 20g。

加减：痰多加半夏，大便秘结加枳实、风化硝，证重者加羚羊角 1g。

简易方：天麻，以酒浸透，切片，焙干研末，每服 3g，开水冲服，每日 2 次。

二、痰湿阻逆型

主证：除眩晕外，兼见痰湿阻逆的证候，如胸脘满闷，恶心欲吐，甚则呕吐痰涎，头痛，苔白腻，脉沉滑。

治则：健脾、化痰湿。

方药：半夏天麻白术汤加减：半夏 15g、天麻 10g、白术 10g、陈皮 10g、茯苓 10g、泽泻 10g、神曲 10g、生姜 6g。

加减：眩晕重者加牡蛎 20g；头目昏沉者加荷蒂 10g；体虚或病期稍久已不吐者，加党参 15g、黄芪 20g、麦芽 10g。

如为痰热壅阻，眩晕虚烦，口苦呕涎，用温胆汤加味，即半夏、陈皮、茯苓、甘草、枳实、竹茹、天麻、荷叶蒂。

三、肝肾不足型

主证：眩晕耳鸣，听力减退，眼花，腰膝酸软，精神不振，舌质淡红，苔薄白，脉弦细无力，两尺弱。

治则：滋阴息风，平补肝肾。

方药：女贞子 15g、石斛 15g、菊花 10g、天麻 10g、何首乌 30g、牛膝 15g、珍珠母 20g。

加减：兼眼花、视力减退，加枸杞子 20g、熟地 20g；兼心肾不交而表现少眠健忘，加枣仁 20g、远志 10g、茯神 10g。

简易方：马料豆65g，加水煮烂，加枸杞子90~150g，再同煮沸，连渣服，每日1次，可连服两星期，以调理善后。

针灸：针翳风、外关、风池、听宫，配三阴交、太冲、合谷、百会。

第七节　鼻疖证治

鼻疖由肺火不清，复感热毒所引起。肿势轻而局限者称"鼻疖"；肿势重而波及上唇，初起即见黄头白泡者，称为"鼻疔"。

主证：鼻孔肿痛化脓，其痛显著，触动鼻翳或鼻尖即痛不可忍，脓熟时有明显跳痛，伴有发热、头痛等全身症状，舌质红，苔少，脉数。

治则：清热解毒。

方药：黄芩菊叶汤：黄芩10g、菊叶10g、蚤休10g、紫花地丁20g、天花粉15g、甘草6g。

加减：热毒重者加金银花10g，咳嗽加贝母10g。

外治方：（1）20%黄连饮膏涂患处。

（2）鲜菊花叶，洗净捣汁涂鼻外及唇上肿处。

第八节　鼻出血证治

鼻出血武当道教医药称为"鼻衄"。病因多为心、肺、肠胃之实火，或阴虚所生之虚火（均称内火）灼伤脉络，迫血妄行。治疗时，实火应以清热、泻火、凉血为主，视其具体症状加入适当的引经药物。虚火应以降火、降气、滋阴、止血为主。

一、内治法

（一）实火型

主证：鼻出血，头痛口干，怕热喜冷，舌质红、苔黄，脉数。

治则：清热凉血。

方药：白茅根 15g、黄芩炭 10g、栀子炭 10g、小蓟 10g、茜草 10g、藕节 4 个。

加减：肺火重，重用黄芩炭，加桑叶；心火重，加连翘，胃火重，加石膏、芦根；便秘加大黄、枳实；肝火重，重用茜草，加龙胆草或赤芍；小便黄赤，加车前子、木通以导热下行；若因传染病所引起，可加贯众炭。

（二）虚火型

主证：鼻出血，时出时止，口渴少津，头晕目眩，耳鸣咽干，心慌，虚烦少眠，腰酸体倦，小便黄，大便干，舌质红，脉细数无力。

治则：育阴止血。

方药：仙鹤草 20g、血余炭 10g、藕节 4 个、白芍 10g、丹皮 10g、干地黄 20g、旱莲草 20g。

加减：气虚者加沙参；血虚者加阿胶；肺虚者加天冬；胃阴虚口渴甚者加石斛；肾阴虚而有咽干；手足心热者加熟地、元参、地骨皮；出血多者加三七或白及；阳浮于上而见面红赤者加怀牛膝，引热下行。

二、外治法

1.马勃去外皮，剪去 1.5cm×2.5cm×0.1cm 长方形薄片，置入密封瓶中，高压灭菌备用。用时取出，放于出血点上,轻轻加压约30秒钟即可止血。

2. 用棉球蘸白及粉,填塞鼻中。

3. 鲜旱莲草,洗净捣烂,塞鼻,或挤汁用棉球蘸后塞鼻。

三、简易方

1. 白茅根30g,水煎服。

2. 生地、翻白草各10g,水煎加白糖服。

3. 大蒜捣烂,敷脚心。

四、针灸

针合谷、上星。肺热加少商,胃热加内庭。

第九节　咽炎证治

急性咽炎,大多有广泛充血肿胀,所以武当道教医药称"咽关红肿"。发病原因,多由外感风热,内存伏火与痰垢引起,治宜疏散风热,清咽化痰。

慢性咽炎,武当道教医药无相应的病名,根据其症状,干燥明显者称为"咽干",有颗粒者称为"气子",有异物感者称为"咽喉不利"。由于肝气郁结,气痰不化,阴虚火旺,熏灼咽嗌而成,称"梅核气"。治宜舒肝理气、清气化痰或滋阴降火。

一、急性咽炎

主证:咽关红肿,现深红色,分泌物增多,黏膜表面常覆有稠厚黏液,呈水肿样,自觉咽部灼热疼痛,热虽不高,但往往恶寒,头痛,体倦,舌苔白,脉浮数。

治则:疏散风热,清咽化痰。

方药:(1)喉症六味总方加减:荆芥10g、防风10g、薄荷 10g、蝉衣 10g、桔梗 10g、甘草 6g、萝卜缨 15g。

加减：若一般无汗，再加豆豉；咽肿甚便秘者，加牛蒡子；咳甚加杏仁；胸闷加厚朴、枳壳、青皮；若寒热已退，红肿尚重，显火象者，可去荆芥、防风，加大青叶。

此方适用于急性咽炎之初期和卡他性扁桃体炎表现如上证候者。

外治方：(1)水硼散，吹患处。

(2)琐匙丸：薄荷 3g、土牛膝 12g、西月石 12g、西瓜霜 12g、朱砂 5g、青果核炭 5g、冰片 2g。

同研细末，蜜制为丸，每重 3g，每用 1 粒含化，每日 3 次。亦可不制蜜丸，改作散剂，名琐匙散，喷患处。（此方亦可用于慢性咽炎及急性扁桃体炎。）

简易方：(1)咽关水肿或兼见疱疹者用鸭跖草 15g，水煎服。

(2)一般的咽红，用桔梗 3g、甘草 2g、陈萝卜缨 10g，水煎服。

二、慢性咽炎

主证：自觉咽部不适，发干，微痛，刺痒及异物感，咽中分泌物增多，且甚黏厚，咽后壁（武当道教医药称"斗底"）往往生有颗粒（武当道教医药称"气子"）。

方药：甘草 10g、桔梗 10g、元参 20g、天花粉 10g、浙贝母 10g、青果 10g。

加减：后壁颗粒众多，加锦灯笼或菰米或鲜芝麻叶；异物感严重加金橘皮（亦名金橘）、绿萼梅花；自觉胸中有气上升，阻于咽嗌，去桔梗加降香，兼咳嗽，气息不平加马兜铃；咽干太甚加鲜石斛；消化不良加荠菜花。

外治方：薄荷 3g、西瓜霜 6g、甘草 2g、水片 0.5g。

共研细末，吹患处。此方亦可用于急性咽炎及扁桃体炎。

三、肝郁痰结（梅核气）

主证：咽喉部似有一物阻塞，咽喉疼痛轻，阻塞物吐之不出，吞之不下，心烦易怒，情绪不好时症状加重，舌红少苔，脉弦。

方药：法半夏 10g、竹茹 10g、厚朴 10g、枳壳 10g、佛手 10g、玫瑰花 10g、射干 15g、桔梗 10g、甘草 10g。

加减：热重加二花，肝郁重加山栀、柴胡。

简易方：（1）慢性咽炎，咯痰有时带血丝，见阴虚火旺诸证者，雪里青 10g，水煎服。

（2）慢性咽炎，咽后壁滤泡增殖，咽中不爽，用鲜芝麻叶 5~7 片，分两三次嚼烂，慢慢咽下，常用即可利爽。

针灸：太溪、照海、鱼际。

第十节　扁桃腺炎证治

武当道教医药称扁桃体为"喉蛾"。病因多系内有痰热，外夹风火，治宜清化。常见类型如下：

一、急性卡他性扁桃体炎

武当道教医药称急性卡他性扁桃体炎为"喉蛾红肿"。

主证：两侧扁桃体充血肿大，自觉疼痛，吞咽时加重，伴有发热、恶寒、头痛、颈项转动不利，舌苔较厚，脉数或滑。

治则：清咽散火，化痰消肿。

方药：薄荷 10g、葛根 15g、豆豉 10g、枳壳 10g、甘草 10g、山豆根 10g、萝卜缨 10g、藏青果 10g。

加减：痰多加桔梗、象贝母；咽干加元参；脘闷不思饮食加青皮；兼关节痛加防风、络石藤。

针灸：取肺、胃、大肠经穴为主，用泻法。可针少商、尺泽、合谷、陷谷。

以上穴位亦适用于急性咽炎痛甚者以及扁桃体周围脓肿。

二、慢性扁桃体炎

主证：扁桃体肿痛，时发时愈，一般无热。劳累后症状加重，口中有秽气，自觉干燥。

治则：滋阴清热，利咽消肿。

方药：元参 20g、山豆根 10g、马勃 10g、浙贝母 10g、金莲花 10g、甘草 6g。

加减：口中气味重加黄芩、知母；咽干重加熟地、石斛；淋巴结肿大加蒲公英、土贝母；痰带血丝，显阴虚火旺者，可加雪里青。

简易方：金莲花 5g，沏茶常饮并含漱。此方常用，可预防急性发作，又可兼用于慢性咽炎。

三、扁桃体周围脓肿

武当道教医药称扁桃体周围脓肿为"喉痈"。

主证：患乳蛾二三日，症状日见加重，红肿扩散于四周，疼痛集中于一侧，吞咽时更甚，放射到同侧耳内，甚至吞咽流汁时，窜入鼻腔。初起常有寒热往来，舌苔甚厚，脉浮数。

治则：祛痰消肿散瘀。

方药：紫荆皮10g、浙贝母10g、甘草10g、蚤休10g、土牛膝10g。

加减：胃实、大便不行，可与凉膈散同用；脓已形成，加炮山甲、皂角刺；已自溃或已开刀，脓不净者，加天花粉、旱莲草。

喉痛出脓后，应凉血解毒，服下方数剂。预防再发，鲜枸杞叶50g，水煎服，或用嫩叶加佐料做菜吃。

第十一节　牙体疾病证治

一、龋齿

武当道教医药治疗龋齿，多于中、后期自觉或他觉症状明显时使用，故不深述。民间流传的局部止痛药很多，较常用者如花椒、细辛、五倍子、芒硝等。任选一味，研细末塞入龋洞。或用杨柳树根30~60g，洗净捣烂蒸浓汤，待稍温含漱，频漱有效。针灸：上牙痛，针下关、内庭、合谷；下牙痛，针合谷、颊车、下关。

二、牙本质过敏症

本病多采用外治护齿法治疗。可用荜拨3g、乌贼骨12g，共研细末，用湿牙刷蘸药粉反复刷患处，每天1~2次；或用刺疾藜，研为极细末刷牙；或用红茶泡浓，含漱，每日5~6次；或用生大蒜外擦、咀嚼。

第十二节　牙周病证治

武当道教医药针对本病红肿、出血、溢脓等现象称之为"溃槽"。多由胃、大肠二经有热(火),随经熏灼于上所致。牙龈萎缩及牙齿松动者,称为"暴骨""搜牙",系因肾气虚而齿不固。胃肠实火,治宜清胃为主,佐以清大肠。肾虚者,治宜益肾为主。常见的牙周病有如下几种。

一、牙龈炎

（一）宣肿型

主证：牙龈宣肿,其色暗红,表面平滑发亮,时有黄红色渗出物,口臭,舌苔黄或厚,脉洪。

治则：清胃热。

方药：清胃散加味：石膏 30g、升麻 10g、生地 20g、丹皮 10g、当归 15g、黄连 10g、丝瓜络 10g。

加减：肿甚者加马勃、牛蒡子 15g。

（二）出血型

武当道教医药称为"牙宣",又称"龈宣"。

主证：牙龈出血,尤多见于胃火,舌红少苔或有黄苔,脉多数。

治则：清胃凉血。

方药：鲜芦根 20g、西瓜翠皮 20g(也可用干的)、竹叶心 10g、绿豆 10g、丝瓜皮 10g(也可用丝瓜络)、荷叶 10g。

可选加生石膏 30g、鲜生地 20g、银花 10g,大肠有火者加槐花。

外治方：(1)旱莲草 60g、青盐 15g,同炒焦,研末拭齿。(2)新鲜槐花 60g,骨碎补、生石膏、煅食盐各 12g,同捣晒干,再研细末,每日擦牙。

第十三节　单纯性牙周炎证治

主证：咀嚼时，松牙刺激牙周膜发生钝痛，舌根多暗红，两尺脉多虚。

治则：益肾清胃。

方药：骨碎补 20g、熟地 20g、山药 15g、丹皮 10g、柿霜 10g、芦根 10g。

加减：胃火重者加生石膏。

外治方：（1）香附 60g，青盐 15g，研末，酌加姜汁，每日擦牙，甚效。

（2）生石膏研极细末，每晨用以擦牙。

第十四节　牙周变性证治

主证：牙齿松动移位，牙周袋有脓液渗出，有时发生疼痛，饮食不香，精神不振，舌质暗，苔布不匀，脉弱，尺部尤虚。证属肾虚日久，影响脾胃。

治法：补肾为主，佐以扶脾。

外方：骨碎补 30g、补骨脂 10g、狗脊 15g、玉竹 20g、党参 20g。

加减：脓多者加皂角刺 10g；肾阳虚者酌加鹿角 10g；齿动摇者加苦参 10g。

外治方：（1）骨碎补炒黑研末，擦牙。

（2）羊胫骨 60g，煅研为末，加青盐 6g 同研擦牙。

简易方：（1）骨碎补、地骨皮、石斛各 10g，甘草 3g，水煎服，亦可加苦参 6g。用于肾阴偏虚者。

（2）骨碎补、元参、蜂房各 10g。水煎服，用于出脓无定处者。

第十五节　口腔化脓性炎症证治

急性者武当道教医药称为"牙痛"。病由胃经积热上扰，又感外风，风热壅塞，以致肉腐成脓。属于阳证，治宜清热消肿，排脓祛毒为主。

慢性者，经过较慢，僵肿不消，开口困难，寒热如疟，甚至出脓后遗留瘘管或发现死骨，武当道教医药称"骨槽风"，又名"牙槽风""附骨风""牙漏"等。多由郁怒伤肝，致筋骨紧急，思虑伤脾，致肌腐成脓；饮食太过，肠胃积垢不化，酝酿上蒸，致脓气臭秽，肾气衰败，则齿槁骨枯，故有死骨脱出。这些现象属于阴证，久延则气血两虚。初起治宜温散回阳，久病治宜双补气血。

现按上述阴阳两型分述如下：

一、阳证型（牙痛）

主证：牙龈肿，跳痛，口尚能开，发热恶寒，舌苔较厚，脉浮数。

治则：散风、清热、消肿。

方药：芎菊茶调散加减：川芎 10g、菊花 10g、太和茶（或青茶）6g、薄荷 10g、荆芥 10g、防风 10g、白芷 10g、甘草 10g、蚤休 10g。

外治方：消肿散：薄荷 2g、白芷 1g、蒲黄 2g、黄柏 2g、甘草 2g、胆南星 2g、枯矾 2g、雄精 1g、硼砂 50g、梅片 6g。

上药共研细末，外用于患处，每日 3～4 次。

二、阴证型（骨槽风）

主证：牙周肿痛，张口不利，僵肿连及颊外，难于进食，寒热往来，舌质青暗，舌苔厚腻，脉沉弦。

治法：舒肝和脾，温散凝结。

方药：阳和汤加味：白芥子10g、炮姜炭10g、甘草10g、麻黄10g、肉桂5g、鹿角胶10g、熟地20g、郁金10g。

加减：头痛剧烈，患部有化脓倾向者，加川芎10g、白芷10g；脓已成，加炮山甲、皂角刺10g。

成药：病久气血两亏可用人参养荣丸或十全大补丸。

外治法：（1）金黄散用茶水和醋调膏外敷。

（2）紫金锭磨汁外敷。

针灸：针大迎、下关、行间。

图书在版编目（CIP）数据

武当道医外科临证灵方妙法／尚儒彪编著．—太原：山西科学技术出版社，2013.7（2024.2 重印）
　ISBN 978-7-5377-4501-7

　Ⅰ.①武… Ⅱ.①尚… Ⅲ.①道教—中医外科学—经验 Ⅳ.①R26

中国版本图书馆 CIP 数据核字（2013）第 147276 号

武当道医外科临证灵方妙法
WUDANG DAOYI WAIKE LINZHENG LINGFANG MIAOFA

出 版 人	阎文凯
编　　著	尚儒彪
责 任 编 辑	郝志岗
封 面 设 计	吕雁军
出 版 发 行	山西出版传媒集团·山西科学技术出版社
	地址　太原市建设南路21号　邮编　030012
编辑部电话	0351-4922072
发 行 电 话	0351-4922121
经　　销	各地新华书店
印　　刷	河北赛文印刷有限公司
开　　本	880mm×1230mm　1/32
印　　张	9.5
字　　数	209千字
版　　次	2013年7月第1版
印　　次	2024年2月河北第2次印刷
书　　号	ISBN 978-7-5377-4501-7
定　　价	32.80元

版权所有·侵权必究
如发现印、装质量问题，影响阅读，请与我社发行部联系调换。